TEXTES DE LA RENAISSANCE
sous la direction de Mireille Huchon
229

Histoire notable de la rage des loups, advenue l'an MDXC

Jean Bauhin

Histoire notable de la rage des loups,

advenue l'an MDXC

Édition critique par Hélène C. Martin et Colette H. Winn

PARIS
CLASSIQUES GARNIER
2020

Hélène C. Martin enseigne la langue et la littérature françaises à Bucknell University (USA). Ses recherches portent sur l'écriture de l'histoire et la marginalité au XVIe siècle.

Colette H. Winn est professeur de langue et de littérature françaises à Washington University in St. Louis (USA). Elle se spécialise dans l'édition des écrits féminins et des textes médicaux des XVIe et XVIIe siècles.

ISBN 978-2-406-08877-6 (livre broché)
ISBN 978-2-406-08878-3 (livre relié)
ISSN 2105-9950

INTRODUCTION

En l'année 1590, lorsque les loups firent leur apparition dans la principauté de Montbéliard, un homme de science qui s'était trouvé plusieurs fois en situation de crise, prit les choses en main[1]. Cet homme, c'était Jean Bauhin, « le médecin officiel des pestiférés » que les autorités municipales de Lyon avaient engagé pour combattre l'épidémie de peste qui s'abattit sur la ville en 1564. L'intensité de l'épidémie fut telle que le jeune roi Charles IX venu faire la connaissance de ses sujets, s'empressa de quitter la ville[2]. Plus de cinq mille personnes y trouvèrent la mort. Au dire de certains, Bauhin lui-même n'aurait pas été épargné mais il aurait survécu.

1 Jean Bauhin fut amené à intervenir dans plusieurs épidémies de peste : à Lyon en 1564, à Genève en 1568, à Bâle en 1582, à Montbéliard la même année et encore en 1587-1588. Voir Robert Cuisenier, « Jehan Bauhin : médecin et botaniste montbéliardais, 1541-1612 », *Société d'émulation de Montbéliard*, n° 114, 1991, p. 258, n. 47.

2 Voir Abel Jouan, *Recueil et discours du voyage du Roi Charles IX*, À Paris, Pour Jean Bonfons, 1566, p. 17 : « Audict lieu de Lyon advint une si grande mortalité de peste, que jamais l'on veit. Puis le Roy partit de ce lieu, le Dimanche neufiesme jour de Juillet ».

JEAN BAUHIN, MÉDECIN ET PÈRE DE LA BOTANIQUE

Jean Bauhin (Paris[3] 1541-Montbéliard 1612/1613) n'a pas reçu jusqu'ici l'attention qu'il mérite. Il est le fils de ce Jean Bauhin (1511-1582)[4] qui s'était fait remarquer de bonne heure non seulement pour ses connaissances médicales, mais aussi comme l'un des propagateurs les plus actifs de la Réforme[5]. Il est le frère aîné de Gaspar (Caspar) Bauhin (1560-1624) que l'on connaît surtout pour son imposant herbier, *Pinax theatri botanici* (1623), sorte de concordance de tous les noms donnés à une même plante. Son premier maître, Jean Bauhin père, lui inspire le goût des

3 On donne souvent Bâle comme son lieu de naissance, mais Bauhin y serait arrivé à l'âge de 3 ans. Voir Cuisenier, « Jehan Bauhin : médecin et botaniste montbéliardais », p. 6-7 et Pierre Jacquet, « Les botanistes lyonnais du XVIe siècle », *Bulletin mensuel de la Société linnéenne de Lyon*, 65e année, supplément au n° 5, mai 1996. p. 22.

4 Jean Bauhin est le chef d'une famille qui n'a cessé de produire des hommes qui se sont distingués dans les sciences médicales. Gaspard (1560-1624), le frère cadet de Jean Bauhin, se spécialisa en anatomie et en botanique. Son neveu, Johann-Gaspar (1606-1685) devint professeur d'anatomie et de botanique avant d'être nommé médecin du duc Léopold-Frédéric de Wurtemberg (1624-1662) en 1648 et de Louis XIV en 1659. Le fils de ce dernier, Jérôme Bauhin (1637-1667 ou 1697) prit la suite de son père et professa l'anatomie et la botanique à l'université de Bâle. En outre, trois des filles de Jean Bauhin fils se marièrent dans le milieu médical comme cela se faisait souvent à l'époque : Madeleine épousa l'apothicaire Thiébaut Noblot, Charlotte le docteur Charles Loris de Montbéliard et Geneviève le médecin bâlois Johann-Heinrich Cherler. Les renseignements biographiques sur les Bauhin proviennent des sources suivantes : Eugène et Émile Haag, *La France protestante, ou Vies des protestants français qui se sont fait un nom dans l'histoire*, 10 t., Paris, Joël Cherbuliez, 1847, t. 2, p. 37 *sq.* ; Charles Duvernoy, *Notices sur quelques médecins, naturalistes et agronomes, nés ou établis à Montbéliard dès le seizième siècle*, Besançon, 1835, p. 1-14 ; Ludovic Legré, *La botanique en Provence au XVIe siècle, les deux Bauhin, Jean-Henri Cherler et Valerand Dourez*, Marseille, 1904 et Cuisenier, art. cité.

5 En 1538, poursuivi pour hérésie, Bauhin fuit en Angleterre. Au bout d'une année, il revient à Paris et épouse Jeanne Fontaine. Mais l'édit de Fontainebleau, en 1540, instaure une législation rigoureuse contre les protestants et Bauhin est jeté en prison. C'est pendant son incarcération que naît son fils aîné. Bauhin doit mourir sur le bûcher mais Marguerite de Navarre, sa patiente et sa protectrice, l'en sauve et la famille se réfugie à Anvers en 1542. Victime de nouvelles persécutions, Bauhin doit fuir pour échapper à la prison. En 1543, il s'installe à Bâle, où il devient le médecin des émigrés néerlandais persécutés pour leur foi. C'est ainsi qu'il fait la connaissance de David Joris qui, comme lui, s'est rapproché du courant anabaptiste. Cette fréquentation lui crée bien des difficultés à la faculté de médecine et ce n'est qu'en 1558 qu'il peut soutenir sa thèse de doctorat à l'université de Bâle. En 1575, il est reçu comme membre extraordinaire de la faculté de médecine de Bâle et en 1580 il obtient le poste de doyen.

sciences médicales et veille à ce qu'il reçoive une éducation adaptée à ses heureuses dispositions et à ses deux grandes passions : la médecine et la botanique. Jean apprend les langues anciennes et se nourrit très tôt des grands auteurs grecs et latins, en particulier Dioscoride, Hippocrate et Galien. Dès son plus jeune âge, il est exposé aux idées de la Réforme et côtoie dans l'entourage de son père quelques-uns de ceux qui en furent les plus ardents défenseurs : Sébastien Castellion (1515-1563)[6], Heinrich Bullinger (1504-1575)[7] et l'anabaptiste David Joris (c. 1501-1556)[8].

À l'âge de 17 ans, Jean Bauhin entreprend son « grand tour[9] » à travers le continent européen. Dans un premier temps, il s'est inscrit à la faculté de médecine de Bâle, mais peu satisfait, semble-t-il, de l'enseignement qu'on y dispense, il part au bout d'un an seulement pour la faculté de Tubingue dans le Wurtemberg. Là, il suit assidûment les cours du médecin et botaniste Leonhart Fuchs (1501-1566), auteur d'un magnifique ouvrage de botanique illustré de nombreuses gravures (*De historia stirpium commentarii insignes*, 1542) qui pique l'intérêt du jeune Bauhin. Dès 1559, il se met en rapport avec le grand naturaliste Conrad Gesner (1516-1565). En 1561, il accompagne celui-ci dans ses herborisations dans les Alpes rhétiques et rapporte quantité de spécimens de

---

6 Ce Savoyard poursuivit des études de théologie au collège de la Trinité à Lyon. C'est là sans doute qu'il se rapprocha des Réformés. En 1541, Jean Calvin le nomma recteur du collège de Genève. Mais après une querelle avec le théologien, Castellion partit pour Bâle où il devint professeur de grec. Il publia divers ouvrages dont une traduction de la Bible en savoyard (1553) et un ouvrage intitulé *Conseil à la France désolée* (1562), dans lequel il dénonçait l'intolérance religieuse. Voir *Historical Dictionary of the Reformation and Counter-Reformation*, par Michael Mullett, Lanham – Toronto – Plymouth, UK, 2010, p. 69-70 et Ferdinand Buisson, *Sébastien Castellion, sa vie et son œuvre (1515-1563)*, 2 t., Paris, 1891-1892.

7 Comme chef de l'Église de Zürich – une position qu'il obtint après la disparition d'Ulrich Zwingli en 1531 et qu'il occupa jusqu'à sa mort en 1575 –, il s'attacha à consolider l'unité réformée dans cette ville alors qu'elle semblait compromise sous la pression des catholiques et sous celle des anabaptistes. Il joua un rôle important dans l'essor du courant réformé en Europe. Voir *Historical Dictionary of the Reformation and Counter-Reformation*, p. 48-49.

8 Pour avoir interrompu une procession en l'honneur de la Vierge à Delft en 1528, Joris fut fouetté et eut la langue percée. En 1530, il devint le disciple de Melchior Hoffman, leader des anabaptistes de l'Allemagne septentrionale et des Pays-Bas. En 1534, il fonda sa propre secte (le davidisme ou jorisme) après avoir été désigné comme prophète par une femme. Voir *Historical Dictionary of the Reformation and Counter-Reformation*, *ibid.*, p. 277-278 et *Dictionnaire encyclopédique de la théologie catholique*, sous la dir. du Dr Wetzer et du Dr Welte, trad. de l'allemand par I. Goschler, 3e éd., t. 3, Paris, 1870, p. 349.

9 Voyage d'éducation pratiqué ordinairement mais pas exclusivement par les fils de la noblesse. Voir Jean Boutier, « Le Grand Tour : une pratique d'éducation des noblesses européennes (XVIe-XVIIIe siècles) », in *Le voyage à l'époque moderne*, Paris, 2004, p. 7-21.

la flore alpine qu'il décrira plus tard dans son *Historia Plantarum.* La même année, on le retrouve à la faculté de Montpellier, où il étudie sous l'éminent Guillaume Rondelet (1507-1566), spécialiste d'ichtyologie et auteur d'ouvrages d'érudition : *Libri de piscibus marinis* (1554) et *Universae aquatilium Historiae pars altera* (1555). Enfin, pour parfaire son éducation, Bauhin s'inscrit en 1562 à la faculté de Padoue où il fait la connaissance du célèbre botaniste Melchior Wieland (c. 1520-1589)[10] et visite le jardin de la ville, réputé pour être l'un des plus anciens jardins publics d'Europe.

En 1563, Bauhin commence à pratiquer la médecine à Lyon. C'est là qu'il se lie d'amitié avec Jacques Dalechamp (1513-1588)[11] qui l'encourage à poursuivre le grand projet qui l'habite alors, celui de travailler à une histoire universelle des plantes. Deux ans plus tard, Bauhin célèbre son mariage avec la fille d'un des notables de la ville, une certaine Denise Bornand, qui est protestante. Mais avant que l'union ne soit scellée, le Consistoire exige que Bauhin précise dans une profession de foi sa position sur des points du dogme touchant aux sacrements et à la prédestination. Entre 1569 et 1579, les Bauhin ont six enfants.

En septembre 1568, vu le caractère répressif des « Ordonnances de Saint-Maur », la famille s'enfuit à Genève. Bauhin y crée un jardin botanique privé qu'il destine à l'enseignement et à ses propres recherches. Il est nommé médecin de l'hôpital et médecin de la ville et enseigne à l'académie de médecine. Il compte fixer sa demeure dans cette ville quand une épidémie de peste se déclare. Pour assurer la protection de la ville, il est forcé de prendre des mesures strictes – il interdit la tenue des quatre foires annuelles et l'entrée des étrangers –, et s'attire de la sorte les foudres des commerçants et des financiers genevois. Suite à ce malheureux incident et à ses démêlés avec le Conseil, il retourne à Bâle,

10 On sait peu de choses sur ce botaniste italien sinon qu'il voyagea en Sicile, en Asie, en Palestine et en Égypte grâce au soutien financier du sénateur Marino Cavalli. Renommé pour ses vastes connaissances en botanique, il remplaça en 1561 Luigi Anguillara au poste de directeur du jardin botanique de Padoue où il introduisit un grand nombre de plantes rares et un système d'irrigation inédit. Voir la notice par Loris Premuda, in *Dictionary of scientific biography*, sous la dir. de Charles Coulston Gillispie et The American Council of Learned Societies, 16 vol., New York, 1970-1980, vol. 14, p. 335-336.

11 Jacques Dalechamp, médecin éminent qui étudia à Montpellier sous Rondelet (1545-1547), botaniste et philologue. Lors de sa rencontre avec Bauhin, il caressait l'espoir de réaliser un projet similaire. Les deux amis, spécialistes de la « res herbaria », finirent par collaborer à la composition d'une histoire des plantes, *Historia generalis plantarum*, citée d'ordinaire sous le nom de *Historia Lugdunensis* (1587).

où on lui offre la chaire de rhétorique à la faculté des arts ainsi qu'un poste d'assistant à la faculté de médecine. Il fait alors la connaissance du professeur Félix Platter (1536-1614)[12]et pratique à ses côtés une trentaine de dissections publiques[13]. En 1571, il est appelé à Montbéliard afin d'occuper la fonction d'archiatre du jeune prince Frédéric de Wurtemberg (1557-1608)[14] et d'assurer la succession de Nicolas Vignier, un réfugié français, comme médecin de la principauté de Montbéliard. En 1578,

12 Fils de l'imprimeur Thomas Platter, Félix étudia la médecine à Montpellier. Revenu dans sa ville natale de Bâle, il y soutint sa thèse de doctorat et fut nommé médecin de la ville en 1571. Platter est surtout connu pour ses recherches en ophtalmologie et en pathologie humaine. *Cf. De corporis humani structura* (1583), *Praxeos seu de cognoscendis...* (1602) et *Observationum in hominis affectibus* (1614). Il fut l'un des premiers médecins de son temps à avancer que les maladies psychiques n'ont pas de causes surnaturelles (divines ou démoniaques) mais qu'elles devraient être traitées comme tout autre maladie. Voir notice par P. E. Pilet, *Dictionary of scientific biography*, vol. 11, p. 335-336. On lira avec profit les deux volumes sur *Le siècle des Platter* par Emmanuel Le Roy Ladurie (vol. 1, *Le mendiant et le professeur*, Paris, 1995 ; vol. 2, *Le voyage de Thomas Platter*, 2000), où est retracée la vie de trois générations d'hommes à partir des écrits autobiographiques de Thomas et Félix Platter.

13 Robert Cuisenier a découvert le compte rendu d'une autopsie pratiquée le 11 octobre 1605 par les médecins Jean Bauhin et Daniel du Vernoy et les chirurgiens Pierre Borne, N. Colle et J. Huguet sur le corps de Claude Ferciot d'Allangeoye, mort poignardé le jour avant. Ce précieux document est conservé aux archives du Doubs sous la cote E.P.M, Babey, 195. Voir Cuisenier, art. cité, p. 288.

14 Frédéric 1er de Wurtemberg, fils de George Ier de Wurtemberg (1498-1558) et de Barbara de Hesse (1536-1597), passa ses premières années à Montbéliard où il apprit le français et l'allemand. Envisageant sa propre succession, le duc Christophe – neveu de George et duc de Wurtemberg – emmena le jeune Frédéric à sa cour à Stuttgart et l'inscrivit au *collegium* de Tübingen. À sa mort en 1568, Frédéric fut placé sous la tutelle de son cousin Louis. Le 22 mai 1581, Frédéric épousa Sybille d'Anhalt (1564-1614), fille du prince Joachim-Ernest d'Anhalt (1536-1586) et d'Agnès de Barby (1540-1569). Une fois marié, il fut investi du gouvernement de la principauté de Montbéliard. Durant son règne, il fut remarqué pour sa curiosité intellectuelle, sa tolérance religieuse et son esprit d'entreprise. Il entretint d'excellentes relations avec l'architecte et humaniste Heinrich Schickhardt (1558-1635) qui l'assista dans plusieurs projets : la planification d'une « Neuveville » de plan orthogonal (1598) et de la ville princière de « Freudenstadt » (1599); la construction de nombreux édifices à Montbéliard et aux alentours dont l'Église Saint-Martin et l'établissement de la carte de la principauté. Frédéric encouragea aussi la culture de la vigne, la recherche de métaux ainsi que l'établissement de la métallurgie et de l'imprimerie. Proche des monarques Henri IV et Elizabeth Ire, il fut reçu dans l'ordre de Saint Michel en 1596 et dans l'ordre de la Jarretière l'année suivante. Partisan d'une alliance des princes protestants européens contre les Habsbourg, son objectif ultime était de créer un état indépendant entre la France et l'Allemagne où les protestants pourraient trouver refuge. Sa mort soudaine en 1608 suivie de l'assassinat en 1610 d'Henri IV mit un terme à ce projet d'une union protestante. Voir Heinrich Schickhardt, *Carte de la principauté de Montbéliard et des seigneuries d'Alsace et de Bourgogne = Landtafel von Mömpelgard und der*

Bauhin crée le jardin botanique de la ville et un musée archéologique à la demande du prince. Ce jardin qui réunissait les plantes les plus connues et les plantes les plus rares, les plantes d'agrément et les plantes médicinales, était le troisième d'Europe en rang d'ancienneté et le premier de France[15]. Ayant enfin trouvé une fonction en rapport avec ses goûts, Bauhin s'établit définitivement à Montbéliard et consacre le restant de ses jours à l'exercice de la médecine, à la collecte des plantes et à l'écriture.

Jean Bauhin a laissé une œuvre abondante et variée, dans laquelle sont consignées ses observations sur la peste, l'entomologie, la crénothérapie, la botanique et même la rage comme on le verra par la suite. En 1564, au sortir de l'épidémie de peste à Lyon, il rédige un bref traité sur cette maladie. Cet ouvrage, intitulé *De auxiliis adversus pestilem*, n'a pu être retrouvé, mais il existe toujours une traduction en allemand par l'apothicaire Thiébaut Noblot qui épousa Madeleine, la 4e fille de Jean Bauhin, et prit part avec celui-ci à la découverte de la source minérale de Lougres en 1601 : *Kurtzer Bericht, wie man sich mit göttlicher Hülff vor der Pestilentz verhüten und bewahren sol, und so einer damit behafftet ihme geholffen werden möge : Gestelt unnd erfahren zu Leon, Genff, unnd Mümpelgart* (1597). On y trouve trois lettres adressées dans les années 1564-1575 à de grands personnages du temps (Thomas Erastus [1524-1583][16], Johannes Funck [1518-1566][17] et l'abbesse Marie Scholastique de Falkenstein [?-1603][18],

elsässischen und burgundischen Herrschaften, sous la dir. de Robert Cuisenier, Montbéliard, 1997, p. 22-26.

15 Le jardin de Montpellier fut créé en 1593 par Pierre Richer de Belleval et celui de Paris en 1626 à la demande de Louis XIII. Voir Brian W. Ogilvie, *The Science of Describing : Natural History in Renaissance Europe*, Chicago, 2006, p. 72.

16 Médecin suisse attaché au service du prince Othon-Henri de Wittelsbach, professeur à l'université de Heidelberg, théologien qui adhéra à la Réforme prônée par Ulrich Zwingli et qui s'opposa vivement aux calvinistes du Palatinat qui souhaitaient installer un système de discipline morale régulé par l'Église plutôt que par l'État. Voir *Historical Dictionary of the Reformation and Counter-Reformation*, p. 174-176. Sur sa vie (spéc. les années 1558-1580 passées à Heidelberg,), son combat et son œuvre, voir Charles D. Gunnoe, *Thomas Erastus and the Palatinate : A Renaissance Physician in the Second Reformation*, Leiden, Boston, 2011.

17 Théologien luthérien allemand et ardent supporter de son gendre, Andreas Osiander, qui s'opposa à Philippe Melanchton sur la doctrine de la justification. Voir *ibid.*, p. 355-357.

18 Marie Scholastique de Falkenstein, généralement considérée avec Adélaïde de Rahr comme la seconde fondatrice de l'abbaye de Masevaux, a joué un rôle important au temps de la Réforme, protégeant les intérêts de sa communauté religieuse, même en 1570 alors qu'elle ne comptait plus qu'une chanoinesse. Durant ses cinquante-deux ans de service,

qui témoignent du réseau d'amitiés et de collaborations scientifiques qu'il a déjà constitué autour de lui.

En 1593, Bauhin publie une étude entomologique intitulée *Traicté des animauls, aians aisles, qui nuisent par leurs piqueures ou morsures avec les remedes...*, où il est question d'une invasion de grands papillons supposés être venimeux. Ce traité, semblable par sa forme à celui sur la rage reproduit ici, met en parallèle les observations des auteurs anciens et celles de Bauhin lui-même et inclut plusieurs documents d'intérêt dont un discours par François Vallériole (1504-1580) sur une invasion de sauterelles survenue en 1553 dans la région d'Arles[19] et une lettre de Félix Platter (1533-1588) qui, à la demande de Bauhin, partage avec celui-ci son « jugement de ces grands papillons[20] ». Bauhin, on le voit, n'hésite pas à échanger ses vues sur les questions qui le concernent avec les plus éminents de ses contemporains et à requérir leurs jugements.

Comme beaucoup de ses contemporains qui cherchaient dans les eaux thermales la cure à toutes sortes d'affections[21], Bauhin s'est intéressé à la crénothérapie. Après la découverte, à Boll[22], d'une source thermale sulfureuse, il fut chargé par le prince de Wurtemberg de mener une

---

elle entreprit de grands changements et introduisit de nouveaux statuts. Sous sa direction, le chant et la lecture furent introduits durant les offices et les chanoinesses devinrent libres de disposer de leur fortune personnelle. Les contemporains de l'abbesse auraient compilé ses bonnes œuvres dans une « Vita Abbatissae Scholasticae de Falkenstein » léguée aux archives de Berne mais introuvable aujourd'hui. Voir Père Pirmin Tresch, *Histoire de Masevaux : Abbaye et sanctuaires*, trad. de l'all. et annot. par É. Martin-Tresch, Strasbourg, 1987, t. XXXVII, p. 43, 58, 61-63.

19 « Observation et discours tresdocte de la prodigieuse abondance des sauterelles, ou langoustes en Arles, en Provence, lesquelles gastoyent les bleds et toute herbe verdoyante, par leur morsure et bruslure, L'an après la redemption du monde 1553. Au commencement de l'esté, lors que le soleil estoit aupres du Solstice d'estè, et les moissons estant prochaines, prins des excellentes observations de M. François Valleriol Docteur en medecine : et mis nouvellement en François », in *Traicté des animauls, aians aisles...*, Montbéliard, Jacques Foillet, 1593, p. 59-86.

20 « Epistre de M. Felix Platter Premier Medecin de Basle, à Monsieur I. Bauhin tresexcellent D. en Medecine », in *Traicté des animauls, aians aisles...*, p. 87-90.

21 Dans les années 1580-1581, Montaigne traverse une partie du continent européen (la Suisse, l'Allemagne, l'Autriche, l'Italie) en quête de stations thermales où il espère trouver quelque soulagement à ses coliques. En 1584, Marguerite de Valois se rend à Encausse en Comminges dans l'espoir que la vertu fécondante des eaux lui procurera la joie d'être mère. Sur les pratiques thermales au seizième siècle, voir *Séjourner au bain : le thermalisme entre médecine et société (XIVe-XVIe siècle)*, sous la dir. de Didier Boissin et Marilyn Nicoud, Lyon, 2010.

22 Aujourd'hui Bad Boll en Allemagne.

enquête. Il a rapporté ses observations dans son *Historia novi et admirabilis fontis balneique Bollensis in ducatu Wirtembergico ad acidulas Goepingenses* (1588), puis dans son *De lapidibus metallicisque miro naturae artificio in ipsis terrae visceribus figuratis* (1600), où sont aussi décrits les alentours de la source[23]. À la découverte d'une autre source, à Lougres dans le Doubs, il mena une nouvelle enquête, à l'issue de laquelle il rédigea un petit opuscule en français intitulé *Histoire ou plustot un simple et véritable récit des merveilleux effects qu'une salubre fontaine…* (s. d.).

En dépit de ces intérêts divers et de la vaste correspondance[24] que Bauhin entretint tout au long de sa longue carrière avec les grands esprits de son temps (son frère Gaspard ainsi que Félix Platter, Thomas Erastus et Théodore Zwinger [1533-1588])[25], il demeure aujourd'hui relativement peu connu du large public si ce n'est que comme « le Père de la botanique » ou encore « le Pline allemand ». Encore fallut-il attendre jusqu'en 1651 pour que paraisse la première édition de son *Historia Plantarum Universalis*, fruit de recherches assidues qui s'échelonnèrent sur quelque quarante ans (entre 1566 et 1610). Cette œuvre colossale est remarquable non seulement pour le nombre de plantes qui y sont présentées (plus de 5000, 700 espèces provenaient du jardin de Montbéliard), mais aussi pour la manière méticuleuse avec laquelle chacune d'elle est décrite et pour les magnifiques gravures qui accompagnent ces descriptions. Deux ouvrages botaniques avaient précédé cette publication. Le premier, *De plantis a divis sanctis ve nomen habentibus..*, (1591) contient la liste alphabétique des plantes qui portent des noms de dieux ou de saints. Le second, *De Plantis absynthii nomen habentibus…* (1593), s'interroge sur la confusion qui existait à l'égard de l'espèce *absynthium.* Ces ouvrages en latin, aujourd'hui tombés dans l'oubli, ont valu à Jean Bauhin le titre de Père de la botanique, qui est une manière de reconnaître ses

23 L'ouvrage *De Thermis aquisque medicatis Europae praecipuis…* (Montisbelgardi, apud Jacobum Foilletum, impensis Ludovici König [Basileae], 1600) n'est qu'une réédition de cet opuscule.

24 Seule une infime partie a été publiée. Voir *Conrad Gesner. Vingt lettres à Jean Bauhin fils (1563-1565)*, trad. Augustin Sabot, éd. Claude Longeon, Saint-Étienne, 1976.

25 Médecin, philosophe et naturaliste suisse, professeur à Bâle de langue grecque, de morale, de politique et de médecine, neveu du fameux imprimeur Jean Oporin et gendre de l'humaniste Conrad Lycosthenes, auteur d'ouvrages divers mais surtout connu pour *Theatrum vitae humanae* (1565). Voir Herbert Jaumann, *Handbuch Gelehrtenkultur der Frühen Neuzeit*, 2 vol., Berlin – New York, 2004, vol. 1, p. 719 et Louis-Gabriel Michaud, *Biographie universelle, ancienne et moderne*, vol. 52, Paris, 1828, p. 518-520.

connaissances encyclopédiques en matière de botanique et son talent pour la classification. Les historiens n'ont pas réussi à s'accorder sur le nombre exact de ses découvertes (on estime qu'il aurait identifié entre 18 et 119 nouvelles plantes) ; certains d'entre eux soutiennent qu'il aurait même cultivé la pomme de terre deux siècles avant Parmentier mais aucune source à notre disposition ne le confirme. Le frère de Bauhin, Gaspar, fut le premier à décrire la pomme de terre dans son *Phytopinax* (1596) sans pour autant en donner une illustration[26].

L'ouvrage dont il est question ici, *Histoire notable de la rage des loups, advenue l'an M. D. XC...* (1591), éclaire encore une autre facette de l'érudition de Jean Bauhin et confirme dans le même temps l'image qui ressort de ce tour d'horizon : l'image d'un homme d'exception tant pour son savoir que pour la place qu'il accorda dans l'acquisition de ce savoir aux rapports de collaboration. Dans ce petit traité sur la rage, Bauhin évoque ses souvenirs de l'année 1590, une année à la fois tragique et formative pour la principauté de Montbéliard. Car elle marque l'arrivée d'un fléau peu connu jusqu'alors (la rage), transmis par les loups, et la mise en place de moyens assurant la défense, la protection et les soins des habitants. Ce texte s'avère être une source précieuse pour l'histoire de la médecine, de la rage en particulier, et pour l'histoire socio-culturelle de ce temps.

LA CONTRIBUTION DE JEAN BAUHIN À L'HISTOIRE DE LA RAGE

FAIRE SON PROFIT DU SAVOIR DES ANCIENS ET DES MODERNES

Grâce à Louis Pasteur et à sa découverte du vaccin antirabique en 1885, on sait aujourd'hui prévenir la rage mais non pas la guérir. Si la rage est actuellement en diminution en France et dans l'Europe de l'Ouest, elle continue de sévir sur tous les autres continents[27].

---

26 Voir John Reader, *Potato : A History of the Propitious Esculent*, New Haven, Londres, 2009, p. 82.

27 La rage est endémique dans plus de 150 pays et territoires dans le monde et elle fait plus de 55 000 victimes par an. Voir Florence Ribadeau Dumas, Laurent Dacheux et Hervé Bourhy, « La rage », *Médecine sciences*, 29, n° 1, 25 janvier 2013, p. 47 et 52.

Connue au moins depuis le vingt-troisième siècle avant J.-C. par les lois d'Eshnunna qui font mention des indemnités dues par le propriétaire d'un chien enragé à la personne victime d'une morsure[28], la rage demeure tout au long de l'Antiquité et du Moyen-Âge la préoccupation constante des médecins arabes, gréco-romains et byzantins[29]. Pourtant, si les Anciens sont nombreux à mentionner la rage, rares sont ceux parmi eux qui proposent des traitements efficaces. Certains, grâce à leurs observations et à leurs intuitions, permirent tout de même de faire avancer les connaissances sur cette maladie. On a longtemps pensé que la rage n'affectait que le chien. Aristote est le premier à signaler la rage chez le chameau (*Histoire des animaux*, VIII, 22). Dans son *Canon* (liv. IV, trait. iv, chap. IV), Avicenne soutient que la marte, le renard et le mulet peuvent être également contaminés. En ce qui concerne la transmission, Galien avance que même les petites quantités de salive qui pénètrent et se développent dans le corps contaminé, peuvent avoir de grands effets (*De locis affectis*, liv. VI). En matière pathologique, Caelius Aurelianus est reconnu pour avoir donné une description précise et détaillée des symptômes de la rage (*De acutis morbis*, chap. XI). Paul d'Égine y ajoute les hallucinations visuelles qu'il a notées chez les patients affectés par la maladie (*Traité de médecine*, V, 3)[30]. Sur le plan thérapeutique, Celse propose un traitement en plusieurs étapes (*De Artes medica*, liv. 5, par. 27)[31] qui fut repris par d'autres médecins après lui : l'application de ventouses visant à extraire le venin, la cautérisation de la morsure, la sudation par bains chauds et l'absorption de vin, breuvage considéré dans la pharmacopée traditionnelle comme un anti-poison.

À partir de ces connaissances, toutes sortes de théories, plus farfelues les unes que les autres, virent le jour ainsi que maints médicaments plus tard prouvés inefficaces. Dioscoride, par exemple, conseille, en

28 « Si un chien est fou et si les autorités ont porté ce fait à la connaissance de son propriétaire ; si ce dernier ne le garde pas chez lui, s'il mord un homme et provoque sa mort, il devra payer deux tiers d'un mina d'argent. S'il mord un esclave et provoque sa mort, il paiera 15 shekels d'argent » (trad. J. Théodoridès). Voir Jean Théodoridès, *Histoire de la rage. Cave Canem*, Paris, 1986, p. 17.

29 Nous sommes redevables à Jean Théodoridès. Voir *Ibid.*, où sont fournies non seulement une excellente synthèse de la maladie mais aussi une brève étude des principaux auteurs et textes traitant de la rage depuis l'Antiquité jusqu'au vingtième siècle.

30 Michel de Tornéry a donné une traduction de ces deux passages en français. Voir *Essai sur l'histoire de la rage avant le XIXe siècle*, Paris, 1893, p. 219-220 et 239.

31 *Ibid.*, p. 213-214.

vertu du principe de similitude avancé par Hippocrate (*similia similibus curantur*)[32], l'ingestion du foie du chien enragé pour traiter la maladie (*Matière médicale*, II). Dernier défenseur de la thèse en faveur de l'origine parasitaire de la rage, Pline croit que les vers responsables de la maladie se trouvent sous la langue des chiens (*Histoire naturelle*, XXIX). Galien pense que la rage provient d'une corruption des humeurs chez les chiens (*De locis affectis*, VI), tandis que Paul d'Égine et Avicenne estiment cette affection saisonnière. Aèce est reconnu pour avoir proposé, le premier, une façon de détecter la morsure d'un chien enragé (*Tetrabiblos*, VI). Celle-ci consiste à placer des noix pilées sur la plaie pour ensuite les donner manger à des poules ; la mort à la suite de l'ingestion constituerait, selon lui, la preuve indubitable de la maladie contractée par les gallinacés. Ce diagnostic, tout saugrenu qu'il puisse nous paraître aujourd'hui, fut repris postérieurement par de nombreux médecins et non des moindres : Paul d'Égine, Actuarius, Avicenne et Ambroise Paré qui pourtant émet quelques doutes. Avicenne est l'un des premiers à recommander l'ingestion de cantharides séchées sous forme de trochisques, remède aussi extravagant que contre-indiqué puisque ces insectes contiennent de la cantharidine, une substance vésicante toxique.

Émises par ceux qui en leur temps s'étaient distingués et dont le nom faisait autorité dans les milieux scientifiques, ces théories non seulement perdurent au cours des siècles, mais aussi font obstacle à l'éclosion de la pensée critique. L'intérêt manifesté au seizième siècle pour l'Antiquité ainsi que pour les travaux de traduction[33] et d'édition assure la diffusion des sources gréco-romaines, byzantines et arabes qui continuent de faire autorité en ce qui a trait à la rage.

Dans son *Histoire notable*, en particulier dans la section concernant la prévention et la thérapeutique qui en constitue la majeure partie, Jean Bauhin cite les Anciens à de nombreuses reprises. Cependant, au lieu de reprendre le plan classique selon lequel la maladie était présentée – la liste des animaux susceptibles de transmettre la rage, la cause de la

32 Dans *Les lieux dans l'homme* (LXII), Hippocrate postule le principe de base selon lequel « la maladie est produite par les semblables et par les semblables que l'on fait prendre, le malade revient de la maladie à la santé ». Voir *Œuvres complètes*, vol. 6, éd. et trad. Émile Littré, Paris, 1849, p. 335.

33 Sur la transmission des idées par la voie de la traduction, voir Lucien Leclerc, *Histoire de la médecine arabe : exposé complet des traductions en grec, les sciences en Orient, leur transmission à l'Occident par les traductions latines*, New York, 1961.

maladie (estimée le plus souvent humorale mais parfois aussi saisonnière), le comportement de la bête affectée (en général le chien[34]), les symptômes de la maladie chez l'homme et enfin la thérapeutique – il se concentre exclusivement sur les blessures infligées par une louve dans la région de Belfort, les symptômes de la maladie chez l'homme et les traitements.

Si ce texte n'ajoute véritablement rien de neuf aux connaissances thérapeutiques sur la rage – l'un de ses intérêts réside dans le fait qu'il est écrit en langue vernaculaire[35] et qu'il met à la disposition d'un public plus vaste (dans tous les cas, au-delà des simples cercles initiés) les connaissances sur la rage amassées jusqu'en 1591. Bauhin, notons-le, ne se contente pas de ressasser les théories des Anciens ; il fait aussi une place importante aux écrits du seizième siècle, montrant ainsi son engagement actif au sein des cercles scientifiques et le profit qu'il a su tirer des découvertes de son temps. Lorsqu'il considère la durée d'incubation de la rage, par exemple, il cite Girolamo Fracastoro, ce médecin italien qui énonça pour la première fois dans son *De contagione et contagiosis morbis et eorum curatione libri III* (1546) la théorie du *contagium vivum*, selon laquelle la propagation des maladies infectieuses se ferait par le biais d'agents pathogènes minuscules (*seminaria*). Les découvertes de Fracastoro conduisent Bauhin à questionner la croyance fort répandue à l'époque selon laquelle la salive seule pouvait, du fait de sa toxicité, transmettre la maladie[36] ; il observe de surcroît la « venenosité de la dent » (80)[37] et souligne ainsi la compromission de la peau comme facteur concomitant de la transmission. Une autre intuition de Fracastoro dont Bauhin semble avoir pris note, était que la cautérisation, déjà prescrite auparavant, pouvait détruire les germes de la rage si elle était effectuée tout de suite. C'est en procédant immédiatement à la cautérisation que Jacques, un garçon de quinze ans violemment mordu à la tête durant le périple meurtrier de la louve de Belfort (28) peut être sauvé.

En outre, au seizième siècle, Bauhin est le seul auteur scientifique qui traite exclusivement de la rage, depuis la contamination jusqu'à

34 Encore aujourd'hui, le chien est considéré, dans plus de 99 % des cas, comme le premier vecteur de transmission de la rage dite « domestique » à l'homme. Voir F. Ribadeau-Dumas *et al.*, art. cité, p. 47.

35 Il existerait une version de ce texte en latin, *Memorabilis historia luporum aliquot rabidorum qui circa annum M. D. X. C. apud Mumpelgardum et Beffortum multorum damno. publice grassasi sunt* (Montbelgard, J. Foillet, 1591) mais qui, à notre connaissance, n'est pas parvenue jusqu'à nous.

36 Selon Galien, la corruption des humeurs chez le chien était si grave que le seul contact de la salive avec la peau pouvait transmettre la maladie. Voir Tornéry, *op. cit.*, p. 31.

37 Les chiffres entre parenthèses indiquent les pages dans le texte original.

la thérapeutique, en passant par la prévention. Avant la parution de l'*Histoire notable*, les commentaires sur la rage figuraient en général dans des ouvrages relatifs à la médecine générale, aux maladies infectieuses, aux venins ou même à la chasse. Quatre ouvrages en français publiés dans la seconde moitié du seizième siècle se penchent tout spécialement sur la rage. Dans un ouvrage intitulé *Les sept dialogues de Pictorius* (1557) et, en particulier, dans le « Dialogue de l'industrie des animaux de Plutarque » (fol. 83-120), l'auteur anonyme passe en revue les symptômes de la rage chez le renard et le chien sans rien ajouter de nouveau par rapport aux auteurs anciens. Dans *La Vénérie* (1561, réédité en 1573), Jacques du Fouilloux s'intéresse lui aussi à la maladie, qu'il estime être une maladie courante du chien. Il distingue deux types de rage mortelle – la rage chaude et désespérée et la rage courante – et cinq autres formes de rages guérissables pour lesquelles il propose diverses recettes. Dans un *Discours* paru à la fin du siècle, l'évêque de Grasse, Guillaume Le Blanc, s'adresse à ses diocésains à l'occasion de la venue des loups dans la région méditerranéenne mais il s'attache non pas à la maladie contractée par ceux qui ont été mordus par des loups enragés, mais à la tenacité des superstitions en cette fin de siècle, qui le conduit à préconiser l'excommunication des bêtes[38]. Seuls Ambroise Paré et Jacques Grévin étudient la maladie en détail. Paré lui consacre sept chapitres de son traité *Des venins.* En ce qui concerne les causes de la rage chez le chien, les signes indiquant qu'un homme a été mordu par un chien enragé, la description des symptômes et la thérapeutique, il se contente de reprendre les observations des Anciens, mais à en juger par ses fréquentes références au cerveau, il semble avoir pressenti le caractère essentiellement neuronal de la rage[39]. Il a aussi noté que les chances de contracter la maladie augmentent avec la localisation et la gravité de la morsure. Or, nous savons aujourd'hui que la rage se traduit par une encéphalite et que la localisation de la blessure peut accélérer le moment où la maladie

38 *Discours de Monseigneur Guillaume le Blanc, évesque de Grasse et de Vence, à ses diocésains, touchant l'affliction qu'ils endurent des loups en leurs personnes et des vermisseaux en leurs figuiers en la présente année mil cinq cent nonante-sept*, Lyon, J. Favre ; Tournon, C. Michel, 1598. Sur la relation entre religion, bêtes et maladie, voir Éric Baratay, « L'excommunication et l'exorcisme des animaux aux XVIIe-XVIIIe siècles, une négociation entre bêtes, fidèles et clergé », *Revue d'histoire ecclésiastique*, 107, n° 1, 2012, p. 223-254.

39 Ce que souligne Théodoridès, *op. cit.*, p. 68.

se déclare[40]. Au chapitre XXXV de ses *Deux livres des venins* (Anvers, 1568) reproduit dans l'appendice, Grévin exprime ses doutes quant à l'interprétation communément acceptée de la théorie aristotélicienne, selon laquelle les hommes disposeraient naturellement d'une immunité contre la rage[41].

En somme, l'un des intérêts du traité de Bauhin, outre le fait qu'il est entièrement consacré à la rage, est donc qu'il compile en langue vernaculaire et pour la première fois toutes les connaissances sur la rage depuis l'Antiquité jusqu'à la fin du seizième siècle, invitant le lecteur à faire son profit du savoir des Anciens et des Modernes à la fois.

S'ORGANISER POUR ANTICIPER LA VENUE DES LOUPS

Le traité de Bauhin se divise en deux parties distinctes : la première (7-19) décrit, on y reviendra, les hommes victimes d'une louve enragée et les ravages qu'elle a faits en l'affaire de vingt-quatre heures dans la vicinité de Belfort – une douzaine de morts, hommes, femmes et enfants, surpris isolés sur les chemins ou dans les bois. La seconde partie (20-91) s'arrête longuement sur la chasse menée par les habitants de la principauté de Montbéliard, où les loups ont fait leur apparition « presque en un mesme temps » (19). L'accent sur la simultanéité des événements, en mettant en évidence le contraste entre les deux communautés (à Belfort, le loup est le prime actant tandis qu'à Montbéliard, c'est bel et bien l'homme[42]), montre combien il est important pour les villageois de coordonner leurs efforts pour lutter contre un tel fléau. La principauté de Montbéliard ayant été violemment touchée, Bauhin veut « preserver [ses] bons voisins, de toute pareille misere et calamité » (2vo) et partager avec eux le fruit des efforts de sa communauté en vue d'une action

40 Le lyssavirus, par un mécanisme physiopathologique, s'introduit dans le système nerveux à une jonction neuromusculaire, se déplace ensuite le long des nerfs, pénètre la moëlle épinière et atteint le cerveau. Voir Ribadeau-Dumas *et al.*, art. cité, p. 50-51.

41 On pense aujourd'hui qu'Aristote voulait dire que les hommes ne contractaient pas toujours la rage, sans doute à cause du fait qu'ils portent des vêtements, à la différence des chiens (Théodoridès, *op. cit.*, p. 27).

42 Le vocabulaire renforce cette idée : le loup « surprend » l'homme (ce verbe revient à maintes reprises dans la première partie) *versus* l'homme « rencontre » le loup (ce verbe n'apparaît que dans la seconde partie).

concertée, à la fois préventive et thérapeutique[43]. L'épître adressée par Bauhin au baron de Monjoie témoigne du but utilitaire de l'ouvrage :

> je vous offre ceste petite Histoire, *esperant, par ce moyen, vous rendre service*, comme je suis en ce enclin, et ce d'autant plus, que mon Tresillustre Prince prend fort en gré, que je m'employe pour tous ses bons voisins.
>
> Il vous plaira donc prendre ce petit labeur, que j'ay fait à la haste (estant en la Ville de vostre Gouvernement, pour *rendre service* à personnes notables). (3ro, nous soulignons)

Ce qui fait, à nos yeux, l'intérêt principal de ce petit traité et, dans un certain sens, sa nouveauté, c'est ce qu'il dévoile sur la manière de se soigner et d'en faire profiter les habitants des régions voisines. Dans la seconde partie, Bauhin relate au jour le jour les consignes mises en place par les habitants de la principauté de Montbéliard pour combattre rapidement et efficacement le fléau qui frappe leur région. Se protéger d'un risque commence par en connaître l'existence. Il est donc essentiel que les premiers qui repèrent un loup le signalent immédiatement aux autres : « En Aoust 17 Honneste homme Jean Bardot allant à Desle, rencontra un Loup [...] *en advertit* ceux de Fesche » (37, nous soulignons). À lire Bauhin, il est clair que chacun a bien compris que la communication (quelles qu'en soient les modalités[44]) était un moyen d'action efficace qui permettrait aux villageois d'anticiper les déplacements du loup et de se préparer à recevoir l'animal furieux. Face à l'imprévisible, la vigilance d'un chacun paraît essentielle. Aussi les gardes de la commune de Brevillier sont-ils mis en prison pour avoir manqué de vigilance et avoir laissé un loup pénétrer dans le village. Le portier d'Héricourt qui, par mégarde, laisse un loup approcher, bénéficie d'une plus grande indulgence.

Des mesures d'assistance à personne en danger se mettent en place très rapidement. À Ischan, les fils de Jean Bourbon chassent un loup qui s'est jeté sur la servante de leur père. Un certain Guenin Bourbon met sa vie en danger pour empêcher le loup d'attaquer les enfants de Claudin

43 Dans les régions où la Réforme s'était implantée comme la principauté de Montbéliard, c'était l'un des rôles du Consistoire d'inculquer ces valeurs d'entr'aide (l'amour du prochain étant inséparable de l'amour de Dieu) dans le but de fonder une société fraternelle et d'assurer la cohésion sociale. Voir Philippe Chareyre et Raymond A. Mentzer, « Organizing the Churches and Reforming Society », in *A Companion to the Huguenots*, éd. R. S. Mentzer et Bertrand Van Ruymbeke, Leiden, 2016, p. 34-35.

44 « M. Pierre Grymoult escrit à son Pere [...] Je suis adverty [...] comme j'entens par [...] », etc. (37-38).

Mercier. À Alundan, ce sont les femmes et les chiens qui chassent un loup qui a mis à terre le boîteux Gerard Mannot. Guenin Bourgon se porte au secours de son compagnon, Henry Cuenin qui poursuivait ce même loup, armé d'un simple bâton. Dans le village de St. Marie, Genot Roffel se trouvant nez à nez avec un loup, se met à crier et voilà qu'arrivent les chiens, suivis des domestiques et d'un dénommé Glaudin Bourgeois qui frappe le loup à la tête « d'un viel espieu » qu'il avait en la main et le retient contre terre jusqu'à l'arrivée de Claude Bourrellier qui finit par l'assommer. À Campey, ce sont encore les femmes qui prêtent main forte au meunier violemment attaqué par un loup. D'autres pleins de bravoure comme ce Perrin Romont, « homme puissant et aagé » (25) attend le loup de pied ferme, un épieu en main. Ayant pour toute arme leurs outils de travail (cruche, bâton, pioche, serpe, faux, fourche, hache), les paysans unissent leurs efforts pour « deschasser » les loups et mettre fin à la furie meurtrière. Enfin, une partie de chasse est organisée « à quelque jour de petite Feste » (38). Comme le recommande Jean de Clamorgan dans son livre sur la chasse au loup, des filets sont tendus dans les bois afin de créer de vastes enclos où le gibier chassé par les battues viendra se jeter sous le feu des chasseurs munis d'arquebuses. Mais pour que l'opération réussisse, il faut que chacun assume le rôle qui lui a été assigné et suive à la lettre les directives qui ont été données car la moindre effraction pourrait mettre en garde les loups : « faire assembler tout le peuple voisin [...], et ordonner à ceux de chacune Paroisse, certains lieux et place pour se camper. Apres que les compaignies seront arrengées, et séparées l'une de l'autre, [...] faudra entrer dedans le bois, menant grand bruit [...] », etc. (88-89).

APPRIVOISER L'EFFROYABLE MALADIE

Bauhin décrit également les démarches effectuées pour gérer les premiers cas de rage. À cette époque, tous sont démunis face à cette maladie très souvent comparée à la peste tant ses effets sont tragiques et tant ses symptômes ont marqué l'imaginaire populaire.

Les cas décrits par Bauhin permettent de dresser un tableau clinique précis et assez complet de la rage et de son évolution. La maladie se manifeste d'abord par un prurit, une réaction locale au niveau de la morsure comme on le voit chez Perrin Romont : « [l]es playes, mesmes celles qui estoyent fermées, devindrent livides » (24). (C'est ce même symptôme que constate le médecin bavarois Adam Schnitlin en 1576 [79]). Elle se poursuit par une attaque du système nerveux. Bauhin note la frayeur extrême que suscite à ce stade l'horrible maladie chez les malades mais aussi dans leur entourage. C'est que les symptômes de la rage, à l'instar de son nom, sont terrifiants. Du latin *rabies* ou *rabia* qui signifie *furieux* au grec ancien λύσσα qui désigne la déesse de la folie furieuse Lyssa (le virus de la rage appartient en effet à la famille des « lyssavirus »), les termes désignant la « rage » évoquent véritablement, dans leur sens propre comme dans leur sens figuré, « un transport de fureur ». La plupart des malades décrits par Bauhin sont victimes de « rage furieuse » qui représentent 70 % des cas de rage humaine[45]. Suite à une période d'incubation qui varie selon les cas, ils deviennent anxieux, confus et agités : Marguerite « commença à tenir des propos estranges » ; Claude « se deba[t] contre les murailles, et parois du lieu où elle estoit enfermée » (9) ; Jeanne se mit à mordre les loquets des portes (13). Viennent ensuite les spasmes puis la perte totale d'appétit que Bauhin remarque dans huit des cas qu'il a observés. Le médecin détecte enfin chez ces mêmes patients des signes d'hydrophobie, affliction qui rend les malades pratiquement fous à la seule vue de l'eau. D'autres symptômes tels que les céphalées, les membres douloureux et les vomissements sont également dépistés. Une sensibilité extrême à la lumière, connue sous le nom de photophobie, est décelée chez le patient Claudot Pereu (16). De tous les cas évoqués par Bauhin, celui qui présente l'image la plus terrifiante de la maladie et aussi la plus typique de son évolution, est celui de Jeanne, la trouvée de Belfort. En phase terminale, la patiente perd la raison et sa bouche écumante lui fait perdre toute semblance humaine : « Apres disner est devenue comme furieuse, sans parler, voulant sortir bavant et grinçant les dents, mordant les liquets des portes, grimpant, se battant, et frappant des jambes » (13).

Le fait que Bauhin se déplace[46] chaque jour, matin et soir, pour aller voir non seulement Jeanne la trouvée à Belfort, mais aussi Richard Neurat à Veseloy, le meunier Anthoine Vallot à Campey et la femme de Jean Boullot à Allundan, suggère qu'il a suivi ces quatre cas de très près en concertation avec les quatre chirurgiens traitants : Maistre Richard Clerc, Maistre Michel Badaire de Belfort, Maistre Jean d'Argent et Maistre Pierre Borne. D'autre part, la place qu'il accorde dans son traité à chacun

45 Voir Ribadeau-Dumas *et al.*, art. cité, p. 50.

46 Au seizième siècle, le médecin est itinérant. Bauhin se rend au domicile de ses malades, à l'hôpital et même à l'église où l'un d'entre eux a fini par être enchaîné.

de ces cas et le soin qu'il porte à la rédaction du rapport[47] les concernant, par exemple en indiquant la date précise où tel symptôme est apparu afin de mieux suivre l'évolution de la maladie[48], montrent qu'il souhaitait partager le fruit de son expérience avec ceux qui pourraient se trouver confrontés à la même situation. Ces « rapports » s'avèrent précieux dans la mesure où ils procurent un témoignage direct des souffrances causées par la maladie, mais aussi de l'établissement du diagnostic, de la pratique des soins et de la pratique scripturale des cas de maladie. Ils nous permettent en effet de reconstituer les méthodes de travail du médecin consultant. Si les observations que Bauhin a laissées ne marquent pas un progrès réel, la façon méthodique avec laquelle il aborde son « enquête » manifeste une certaine rigueur scientifique assez rare pour ce temps.

Les passages concernant ces quatre cas se présentent sous la forme de brefs récits relatant le déroulé de la consultation du malade, au cours de laquelle le médecin tente de recueillir les informations nécessaires à l'établissement du diagnostic et du traitement par l'examen physique du patient et par interrogatoire. L'examen physique aboutit typiquement à quelques notations basées sur ce que le médecin montbéliardais a pu observer : la couleur de la langue, l'aspect et surtout la localisation des blessures résultant des morsures du loup[49] qui lui permettront de déterminer les remèdes à employer[50].

---

47 La pratique de l'interrogatoire exigeait la tenue d'un « dossier médical » constitué des informations recueillies lors de l'interrogatoire et des prescriptions faites par le praticien, ceci pour permettre le suivi des patients. Voir l'ouvrage de Joël Coste, bien qu'il y soit question d'échanges épistolaires entre médecins et patients : *Les écrits de la souffrance, la consultation médicale en France* (1550-1825), Ceyzérieu, 2014, p. 58.

48 Le phénomène de l'incubation retient tout spécialement l'attention du médecin. Pour chaque cas, il note soigneusement le temps écoulé entre la morsure et les premiers symptômes : trois jours pour le petit George (10), dix à douze semaines dans le cas de Pierre Robert selon ce que rapporte le chirurgien Jean d'Argent (38-39), etc. La période médiane d'incubation est aujourd'hui estimée à 30 jours mais elle peut varier de quatre jours à sept ans. Voir F. Ribadeau-Dumas et al., art. cité, p. 50.

49 À l'exception de Thomas Estiennot qui « fut aussi mordu au bras, mais la morsure n'entamma point la chair » (16), toutes les victimes ont été mordues au visage et certaines sont pratiquement défigurées. Marguerite, la première victime, qui a été mordue « prés de la maschoire, contre la bouche », est défigurée au point « qu'on luy voyoit toutes les dents » (8). Claude a été « saisi[e] par derriere en la teste, prés des oreilles » (8). Claudot, un garçonnet de treize ou quatorze ans, a « quasi un œil et le bout du nez » arrachés (10). Un autre petit garçon, George, porte « deux playes en la teste » et à l'œil (10).

50 La thérapeutique de Bauhin reflète les pratiques du temps : lavage des morsures au vinaigre, à l'eau salée ou à l'urine, scarification et cautérisation des plaies, apposition de

L'interrogatoire fait en général l'objet d'une section narrative individualisée, ce qui est assez rare pour l'époque[51]. Nourris des textes grecs, les médecins du seizième siècle reconnaissaient l'importance de l'interrogatoire du patient. C'est en effet Rufus d'Éphèse, médecin grec du Ier siècle après J.-C., qui les y avait sensibilisés par un petit traité intitulé *De l'interrogatoire des malades*, dans lequel il insistait sur la valeur informative de l'interrogatoire tant pour la démarche diagnostique que pour la démarche clinique : « Il faut faire des questions aux malades ; car, à l'aide de ces questions, on connaîtra plus exactement quelques-unes des choses qui concernent la maladie, et on la traitera mieux[52] ».

Ce qui est remarquable pour l'époque, c'est le fait que la description de l'interrogatoire est attachée à des cas réels et vécus. C'est aussi le souci du détail, la volonté de rassembler un maximum d'informations afin de ne rien oublier qui puisse aider à une meilleure compréhension de la maladie encore méconnue.

Bauhin a compris l'importance pour le médecin d'être à l'écoute de son patient non seulement pour mieux comprendre son ressenti mais aussi pour établir une relation de confiance avec lui. Bauhin aurait-il pressenti la vertu thérapeutique de cet entretien ? Il note à propos de Jeanne la trouvée le fait que sur le point de mourir, celle-ci réclamait son médecin (« demandant souvent apres nous », 14) et fait le même constat à propos de Richard Neurat : « Il mourut la nuict suyvant estant encores enchainé en l'Eglise, mais il demanda souvent apres moy » (18). Il valorise la communication avec le patient à tel point que lorsque celui-ci perd l'usage de la parole et n'est plus en mesure de répondre à ses questions, il cherche un autre moyen de communiquer avec lui au lieu de se tourner vers l'entourage du patient comme il était d'usage de le faire alors. Dans le cas de Jeanne la trouvée, le langage non verbal s'avère être tout autant révélateur : « donnoit à entendre par signe, que l'estomac et la teste luy faisoit mal [...] par signe m'a respondu, à tout ce que je demandois [...] Luy donnant de l'argent, m'a remercié par signe » (12).

cataplasmes végétaux et ingestion de breuvages et concotions à base de plantes ou de matières animales.

51 Voir Joël Coste, « La rhétorique des *consilia* et consultations », in *La rhétorique médicale à travers les siècles*, études réunies par J. Coste, Danielle Jacquart et Jackie Pigeaud, Genève, 2012, p. 233.

52 *Œuvres de Rufus d'Éphèse*, trad. du grec par Charles Daremberg, Paris, 1879, p. 195.

L'entretien sert à déterminer l'état physique et mental des patients. Rufus d'Éphèse insiste sur ce point : « On apprendra ainsi jusqu'à quel point son esprit est sain ou troublé, et quel est le degré de force ou de faiblesse du patient[53] ». Dans le cas mentionné ci-dessus, l'entretien par signes permet à Bauhin de se rendre compte si sa patiente est en pleine possession de ses facultés mentales. Le médecin n'hésite pas à se livrer à différentes expériences et même à les répéter pour s'assurer que Jeanne la trouvée a « bon entendement ». L'extrême agitation qu'elle manifeste lorsqu'il lui fait apporter de l'eau confirme les théories qu'il a lues dans les livres (anciens et modernes), et selon lesquelles l'hydrophobie serait l'un des troubles associés à la rage. Bauhin a lu tout spécialement le traité d'hydrophobie de Mercurial que son frère, Gaspard Bauhin, professeur d'anatomie et de botanique à l'académie de Bâle, lui a envoyé. Or il constate également l'effet néfaste qu'ont sur chacun de ses malades « la peur et apprehension » à la nouvelle du decès d'un autre patient victime de la rage, un fait que son père, également médecin à Bâle, avait observé dans sa propre pratique : « Qu'on tasche par tous moyens de luy oster toute peur et apprehension, le tenant joyeux, car la tristesse, peur et apprehension, pourroyent faire tomber le mordu et blessé en melancholie » (73).

Bauhin considère l'impact de ces cas particuliers pour la santé publique. Faut-il enchaîner le malade qui a perdu le contrôle de ses actions pour qu'il ne nuise pas à ceux qui l'entourent ? Faut-il l'isoler par crainte qu'il ne contamine ses proches ? La question de la contagiosité sous tous ses aspects – les animaux porteurs de rage, les modes de transmission autres que les seules morsures (contact, haleine, salive, ingestion d'aliments pollués) – le concerne au plus haut point. En bon humaniste qu'il est, sa première impulsion est de consulter les textes anciens avec lesquels il est familier (Avicenne, Aristote, Aurélien, Celse, etc.) ainsi que les plus illustres de ses contemporains qui ont écrit sur le sujet : Fracastoro, Paré, Estienne, Paracelse. Mais la grande diversité d'opinions émises par les uns et les autres ne lui échappe pas, aussi finit-il par s'en remettre à sa propre expérience en essayant de se remémorer différents cas survenus dans la principauté de Montbéliard et dans les régions limitrophes qu'il a peut-être lui-même observés, ou qui lui ont été rapportés

---

53 *Œuvres de Rufus d'Éphèse*, *ibid.*

de vive-voix. « Quant à moy », note-t-il, à la suite des nombreuses opinions rencontrées au cours de ses lectures, « il me souvient qu'à Montbeliart, l'An 1584, il y eut un porc privé, enragé, qui fut tiré, avec coup d'harquebouse » (44). « À Beffort, ils ont eu des bœufs enragez pour avoir esté mordus par un chien enragé » et « Maistre Adam Schneitlin, Chirurgien à Mesevaut, m'a asseuré, que l'an 1562, à Hohen Embs, les pourceaux devindrent enragez, pour estre mordus des Loups et chiens enragez » (44-45).

Bauhin, on le voit, ne s'est pas détaché du carcan théorique qui fait alors autorité, mais c'est un médecin dans l'action et s'il juge d'un cas clinique à travers le prisme de ses connaissances théoriques, il tient compte également des informations recueillies lors de l'examen physique et de l'interrogatoire du patient et lors de ses échanges avec ses confrères sur les observations qu'eux-mêmes ont faites dans leur propre pratique. Son traité nous ouvre une fenêtre sur le passé de « la médecine de terrain au chevet du malade » qui promeut un meilleur équilibre entre le savoir livresque et le savoir d'action.

S'UNIR POUR COMBATTRE LE FLÉAU ET CONTENIR LA CONTAGION

À Montbéliard, Bauhin a créé, dès les années 1570, lorsqu'il vint s'y installer avec sa famille, un collège qui réunit ceux qui pratiquent les diverses branches de l'art de guérir (médecins, chirurgiens et apothicaires) et est régi par une série de « Règles, statuts et ordonnances » servant à déterminer le code déontologique de la profession médicale[54]. L'ordonnance IV, par exemple, encourage la coopération entre les différentes professions médicales ainsi que le partage de l'information afin d'assurer le suivi du patient :

> Que nul de la compagnie de cette Chonffe, soit médecin, chirurgien ou apothicaire, n'entreprenne de panser le malade de son compagnon, sans avoir communiqué avec lui, n'étoit qu'il fût absent. Si le patient vouloit se tirer des mains du premier, le second s'informera du premier de la maladie et des remèdes par lui usés, se gardant de soustraire les pratiques les uns des autres, ou de se dénigrer à peine d'un florin[55].

54 Charles Duvernoy, *Notices sur quelques médecins, naturalistes et agronomes de Montbéliard*, *op. cit.*, p. 8.

55 *Ibid.*, p. 16-17, où se trouvent également les deux citations qui suivent.

L'ordonnance VII aborde la question de la conscience professionnelle et rappelle le devoir qu'il incombe à chaque corps de métier d'œuvrer selon ses compétences pour soulager les malades :

> Que tous ceux qui seront reçus en cette compagnie soient diligens à soulager les pauvres malades, tant qu'il leur sera possible, étans requis par aumônes : les médecins et chirurgiens ne plaignant leurs peines, l'apothicaire fournissant des médicamens sans y rien gagner, au prix qu'ils lui peuvent coûter. [...]

L'ordonnance VIII définit le rôle de chaque corps de métier en vue d'une collaboration plus efficace et d'une meilleure prise en charge des patients. Elle appelle un chacun à assumer les responsabilités qui sont les siennes sans empiéter sur le domaine de compétence des autres :

> Le médecin, en choses externes, nonobstant qu'il entende la chirurgie et la pharmacie, se servira des chirurgiens et apothicaires, comme compagnons et amis, n'usurpant leurs états, si ce n'est par grande nécessité, à peine, si mal en venoit, d'en être censuré au Conseil. Quand le médecin sera aux champs, il prendra les drogues, dont il aura besoin, chez les apothicaires, sans acheter drogues particulières à soi, ou en faire son profit et trafic, laissant au reste à tous les malades, tant des champs que de la ville, leur franche volonté de se servir de tel apothicaire, ou chirurgie qui leur plaira, ne postposant l'un à l'autre, et à cette occasion il donnera la première recette entre les mains de ceux qui lui demanderont conseil, le tout à peine d'un teston, applicable aux pauvres malades.

Grâce à ces différentes mesures et à l'esprit de collégialité qu'elles encouragent, la crise qui sévit dans la principauté de Montbéliard en l'année 1590 peut être prise en main de manière efficace. Les patients sont pris en charge dès le moment où ils sont mordus et ils sont amenés chez le chirurgien ou l'apothicaire local, où les premiers soins leur sont dispensés. C'est en général le chirurgien qui les suit mais il consulte ses confrères praticiens pour avoir leur avis. C'est ainsi que Bauhin est informé de tous les cas qui se déclarent dans la région. Il est d'ailleurs sollicité en consultation par plusieurs chirurgiens. Contrairement à nombre de ses confrères qui affichaient le plus grand mépris à l'endroit de ceux qui exerçaient les arts mécaniques, Bauhin se montre respectueux à l'égard des chirurgiens et leur témoigne sa confiance à plusieurs reprises : « Maistre Richard Cler la medicamentoit et curoit diligemment, comme je l'ay veu le dixieme de Juillet » (11) ; « Maistre Jean d'Argent, d'Hericourt, excellent Chyrurgien » (20).

L'autre démarche qui mérite qu'on s'y arrête, concerne les précautions prises par la municipalité avec la collaboration des habitants de Montbéliard pour essayer de contenir la contagion.

Chacun est tenu de signaler non seulement le passage d'un loup mais aussi son comportement car la manière dont il se comporte à l'égard des humains et à l'égard des animaux qu'il trouve sur son passage peut révéler s'il est atteint ou pas de la rage. Les cas rapportés indiquent que d'une manière générale, un loup enragé attaque tout ce qui se présente à lui (bétail ou humain), puis abandonne ses proies : près de Mattay, un loup au comportement particulièrement étrange et déroutant (« qui grattoit, hurloit et sautoit ») laisse les sept bêtes qu'il a mordues sans en manger une seule. À Valentigny, un loup attaque cinq pourceaux sans les manger ou les emporter. En revanche, « en Juillet 18 aupres d'Oye, un Loup s'arresta aupres des veaux sans tascher de leur nuire, comme le virent aucuns de Beffort » [...] et à Ischan, les villageois « disoyent que le Loup passoit parmy le bestail, sans l'attaquer » (24 et 33). Bauhin se contente de consigner les témoignages des villageois et se garde bien de tirer des conclusions hâtives à partir de faits qui laissent perplexe.

Chacun a l'obligation d'écarter des autres animaux tout animal (chien, cheval, porc, etc.) qui a été en contact avec un loup, qu'il ait été mordu ou pas. Aux premiers signes de la rage, Visot se débarrasse de son compagnon de crainte qu'il ne propage la maladie aux humains : « Au dit Arbre, le chien de Visot, Maire d'Aibre, defendit et conserva l'enfant du Maire, et d'autres, qu'ils ne fussent mordus, se combattant fort avec le Loup, duquel il fut mordu. Mardy onziesme d'Aoust, le chien se voulant jetter contre un homme, qui gardoit le bestial fut tué, comme on me l'a raconté » (26). En cas de doute, l'animal sera mis à mort et « enterr[é], de peur que quelque beste n'en mangeast » (24). Le seigneur de Mattay fait brûler les bêtes mordues pour s'assurer que personne n'en mange. Vienot Martelot, quant à lui, refuse de tuer son chien qui s'est porté au secours de son fils mais il l'enchaîne pour qu'il ne nuise à personne et s'assure qu'il ait à boire et à manger.

Chacun est tenu de rapporter à la municipalité, au maire ou au « badaire », tout cas suspect, autrement dit tout homme ou animal dont le comportement deviendrait anormal suite à une morsure de loup.

Enfin, le loup qui a été tué et dont on revend la peau pour la confection des vêtements et des couvertures de lit[56], fait l'objet d'un examen minutieux qui sert à déterminer l'âge de l'animal, son état de santé et surtout des signes éventuels de rage.

À l'intention des communautés voisines, Bauhin consigne les avantages à tirer de démarches collaboratives basées sur la responsabilisation d'un chacun, la coordination des efforts individuels, la concertation et le partage des connaissances et des expertises. Face à la rage des loups qui sévit en l'année 1590 dans la principauté de Montbéliard, il sut tirer lui-même un habile parti des ressources humaines à sa disposition car il avait tout simplement compris que « l'union fait la force ».

LES US ET COUTUMES DE LA FRANCHE-COMTÉ PAR LES YEUX D'UNE « VIEILLE LOUVE ROUGE »

De toute évidence, l'objectif du médecin montbéliardais n'était pas de dépeindre la civilisation rurale de la seconde moitié du seizième siècle. Pourtant, le traité de Jean Bauhin fournit maints renseignements sur les mentalités rurales, le vécu quotidien des villageois et les patois dans le territoire de Belfort et l'ancienne principauté de Montbéliard.

L'important aux yeux de Bauhin, c'est d'avertir les paysans des villages avoisinants de la venue imminente des loups. Pour leur faire entendre que la menace est bien réelle, il commence par aborder la question des croyances superstitieuses qui perdurent dans les milieux ruraux. Il s'efforce de s'exprimer dans un langage relativement simple et familier aux paysans. Enfin, pour les sensibiliser davantage, il leur donne à voir les choses par les yeux d'une « vieille louve rouge » dont il suit les déplacements dans la région de Belfort.

Avant même de parler de l'apparition du loup en région belfortaine, Bauhin commence par écarter les croyances superstitieuses qui, au dire de

56 Voir Cuisenier, « La vie à la cour des princes de Wurtemberg – Montbéliard au XVIe siècle d'après les inventaires du château », *Bulletin et Mémoires de la Société d'émulation de Montbéliard*, vol. 86, n° 113, 1990, p. 47.

certains[57], semblent avoir été particulièrement tenaces en dépit des efforts de la Réforme pour dissiper l'ignorance. La croyance aux loups-garous [=loups dont il faut se garer] ou loups-béroux était la terreur des campagnes. On pensait qu'il s'agissait d'un sorcier que le diable avait transformé en homme et qu'il forçait à errer dans la campagne en poussant d'horribles hurlements[58]. Dans un premier temps, Bauhin s'attache à chasser cette idée en montrant que la venue des loups n'est pas le fait du diable mais le fait de Dieu. Il soutient que les calamités qui s'abattent sur la région sont le châtiment de Dieu, qui avertit l'homme ou plutôt lui rappelle la nécessité d'aimer et de craindre son Créateur. Il appuie son argument sur une multitude de références bibliques, conviant ceux à qui ils s'adressent à méditer sur ces versets choisis comme le faisait le chef de famille en milieu rural[59].

Bauhin s'adresse à l'ensemble de la communauté villageoise, un public au-delà des seuls initiés, pour lesquels il écrit d'ordinaire. Contrairement à ses habitudes, le latiniste rédige son opuscule dans la langue vernaculaire alors que tous les traités sur la rage étaient rédigés jusque-là en latin. Il s'exprime d'une manière claire, simple et familière à ses lecteurs, n'hésitant pas à parsemer son récit de « mots du pays », ce patois franco-bourguignon aux multiples variantes. Tantôt, il se contente de donner le terme utilisé dans la région, par exemple, *ancien* pour désigner un laïc associé à la direction de la paroisse dans l'église luthérienne :

> Le matin elle print la main d'un des *anciens*, la serrant, sans toutesfois tascher de luy nuire (31-32).

badaire comme on appelle dans le patois du pays le tenancier d'une étuve ou encore le barbier ou chirurgien :

---

57 Voir Charles Roy, « Us et coutumes de l'ancien pays de Montbéliard et en particulier de ses communes rurales », *Société d'émulation de Montbéliard*, vol. 40, n° 10, 1886, p. 112-175. Sur la chasse aux sorcières et les procès de sorcellerie, voir Jean-Marc Debard, « Le luthéranisme au pays de Montbéliard », *Bulletin de la Société de l'Histoire du Protestantisme français*, n° 130, juillet-août-septembre 1984, p. 366*sq*.

58 Voir le *Discours de la lycantropie, ou de la transmutation des hommes en loups* par le sieur de Beauvoys de Chauvincourt, gentilhomme angevin (Paris, chez Jacques Rezé, 1599). Il n'empêche que les histoires d'hommes qui se transforment en loups ont toujours fasciné l'homme, *cf.* l'histoire racontée par Nicéros dans le *Satiricon* de Pétrone (ch. LXI LXII) ou encore le lai du Bisclavret de Marie de France, etc. Sur le loup-garou dans l'imaginaire collectif, voir Claude Lecouteux, *Fées, sorcières et loups-garous au Moyen Âge*, Paris, 1993.

59 Sur la piété populaire, voir Jean-Marc Debard, « La Réforme luthérienne et la langue française : le cas de la principauté de Montbéliard », *Bulletin de la Société de l'Histoire du Protestantisme français*, 1er fascicule, 1983, p. 8-10.

> comme je l'ay entendu à Beffort de Monsieur le grand Maire, du *Badaire* et autres (16) ; Maistre Michel *Badaire* de Beffort le traictoit (17) ; en retournant de chez le *Badaire*, en son village (17).

bassin qui désigne une casserole de cuivre munie d'une longue queue :

> Moy luy presentant ung *bassin* d'eau, avec d'Anagalis, ou Morgeline, avoit tel estonnement et frayeur, qu'il se cachoit (18).

murot qu'on semble préférer à *mur* sans ce que terme ait forcément quelque valeur diminutive :

> deux Loups se trouverent en la fin de Desandan. bien au deça du *murot*, du bout de l'estan, environ quatre heures apres Midy, la femme de Collin Bourg, de Desandan (35).

purgée (*pourdgie*) qu'on utilise pour décrire les fruits tombés spontanément de l'arbre :

> allant à la *purgée* d'un poirier de moisson (34).

ragie ou *ragée* qui dans la langue du pays signifie haie ou fourré :

> pour cueillir des cerises au Bois, et *ragies* (suivant le mot du pays) des costes, entre les fins de Meru et Bourongne (8) ; le gros Perrin d'Aibre, à tout son espée nue, chassa un Loup au bas de la plaine d'Alundan [...] lequel se perdit en une *ragée* (36) ; le Loup entra en une *ragée* fort espesse (35-36).

Tantôt, Bauhin donne le terme en patois à la suite du français ou vice versa comme s'il voulait s'assurer d'être bien compris :

> [Le Loup] se voulut jetter sur les enfans de Claudin Mercier, qui cueilloyent des prunes ou *beloses* (comme on les nomme en ce quartier) en un vergier (28).

> je là fus voir à Alundan, où la trouvay au lict souspirant et plaignant *le cœur*, comme ils appellent, qui est la region de l'estomac (30).

Bauhin a bien senti qu'il ne suffisait pas de mettre en confiance les villageois, mais qu'il fallait aussi leur faire prendre conscience de la réalité des faits. Pour les sensibiliser à la situation et éveiller leur vigilance, il retrace les déplacements d'une « vieille louve rouge » dans les environs de Belfort et c'est par les yeux du prédateur qu'il leur donne à voir les scènes familières : tôt le matin, les paysans se rendent aux champs ; à la tombée de la nuit, les mêmes rentrent chez eux une fois leur labeur terminé. Ici, des hommes, la proie la plus redoutable, sont occupés aux travaux de labour, à la fenaison, à l'entretien des pacages communaux. Là, des femmes, épouses et servantes, s'affairent à leurs côtés. Proie plus vulnérable que l'homme, la femme l'est d'autant plus lorsqu'elle se trouve isolée, vacquant aux tâches domestiques qui lui incombent traditionnellement, comme les travaux d'aiguille, l'approvisionnement en eau ou le soin des animaux car l'élevage des porcs, des bovins et des moutons constitue l'une des principales ressources de cette société rurale.

> Le Loup [...] assaillit Catherine, femme de Steffe, dit le fils de Toitote (pauvres gens) qui cousoit sur sa porte (14). Le Loup [...] rencontre la femme d'Embert sur l'eau, laquelle portoit une seille pleine d'eau (26). Le Loup [...] se jetta de furie contre la servante de Jean Bourbon, qui estoit apres à mener les bœufs dehors (28).

Plus vulnérable encore est l'enfant à cause de sa taille mais aussi de son insouciance. Le loup guette les plus petits qui s'en donnent à cœur joie à grimper dans les arbres pour cueillir les fruits de saison, cerises, poires et prunes qu'on récolte aux mois d'été.

Le faucheur, le forestier, le meunier et sa femme, le berger, la porchère, tout absorbés qu'ils sont par leurs tâches quotidiennes, ne soupçonnent pas le danger auquel ils sont exposés. Le vocabulaire peu spécifique pour décrire leurs activités – charger un chariot (21), garder les bêtes (26), aller chercher de l'eau (26), cueillir des cerises (8) – permet au lecteur de voir par les yeux du malin prédateur qui attend le moment propice pour donner l'assaut. Ce qui importe au loup, ce ne sont pas les gestes des travailleurs, mais le fait que l'homme est entièrement accaparé par ce qu'il fait et qu'il devient ainsi une proie facile d'accès. Le regard du loup se porte également sur les outils de travail dont chacun est muni (pioche, épieu, hachotte, faux, vauge, serpe, javeline) car, sous la menace, ceux-ci pourront servir aux paysans d'instruments de défense :

> Le fils de Guenin Courtot, dudit Sevenan, avec d'autres faucheurs, partans du village, rencontrent le Loup, luy, comme le premier, le frappe et le blesse un peu de la pointe de la faux (19). [Le Loup] assaut Perrin Romont [...] ayant un Espieu en la main (25). Guenin Bourgon luy donna avec un vauge ou serpe, ayant un long manche, un tel coup, qu'il l'assomma (33), etc.

Outre l'humain, le prédateur guette les bêtes qui sont omiprésentes dans ces scènes agraires. Aux champs, le bœuf seconde l'homme dans les travaux les plus pénibles ; au moulin, c'est le cheval qui s'avère être un utile et puissant auxiliaire ; les veaux, les pourceaux, les moutons qui fournissent à l'homme de nombreux produits d'alimentation requièrent, quant à eux, des soins quotidiens. Autant de proies faciles, mais voilà le chien, ce fidèle compagnon de l'homme, qui ne le quitte pas d'un pas : tantôt, il veille sur le troupeau, tantôt il accompagne son maître à la chasse, assure la garde de ses biens ainsi que sa défense et celle des autres animaux. C'est entièrement sur lui que l'homme compte pour mettre en fuite le loup : « [Le Loup] se voulut jetter sur les personnes, mais les chiens qui y estoyent l'engarderent » (24).

Le regard surplombant de la « vieille louve rouge » s'arrête un instant sur la faune et donne à voir ce beau trèfle doré (*Trifolium aureum, et hepatica aurea*)[60], apparemment originaire de la région ainsi que des arbres fruitiers en abondance qui servent à certains de refuge sous la menace du loup. Il se pose ensuite sur l'arène publique villageoise[61], l'école, l'église, le moulin, l'étang, la fontaine, où s'attardent toujours quelques proies. La vieille louve poursuit l'une d'elles jusque dans sa demeure et l'on peut ainsi en découvrir l'intérieur. Alors que le loup suit Catherine, la femme de Steffe, qui s'enfuit chez elle après avoir été mordue au bras gauche, on découvre la modeste demeure traversée en son milieu par un corridor (le *porchot*) à l'extrémité duquel se trouve une porte pour fuir en cas de danger[62]. C'est le chemin qu'emprunte la vieille louve pour se sauver après s'être introduite dans la maison : « le Loup la suyvit, le mary survint avec son beaufrere, le pensant frapper, fut mordu en l'œil, et en la joüe [...] le beaufrere frappe le Loup de

60 Le trèfle doré fait partie des plantes découvertes ou constatées dans les Vosges et le Schwartzwald par le naturaliste Jean Bauhin. Voir Frédéric Kirschleger, *Flore d'Alsace et des contrées limitrophes*, vol. 2, Strasbourg, 1857, p. XXVIII.

61 Sur les villages et les maisons rurales de cette région, voir André Bouvard, « Maisons, villages et châteaux à la frontière des comtés de Bourgogne et de Montbéliard vers 1614, d'après une iconographie inédite », in *Villages, maisons et châteaux du Moyen Âge et de la Renaissance en Franche-Comté : comté et duché de Bourgogne, comté de Montbéliard, Jura Suisse (principauté épiscopale de Bâle)*, sous la dir. de Laurence Delobette et Paul Delsalle, Vy-lès-Filain, Franche-Bourgogne, ca 2014, p. 43-58.

62 Voir Roy, « Us et coutumes de l'ancien pays de Montbéliard », art. cité, p. 392-393 et Robert Cuisenier, « Les maisons rurales traditionnelles du Pays de Montbéliard », *Société d'émulation de Montbéliard*, n° 116, 1993, p. 23-111.

telle façon, que il tomba par terre comme mort, nonobstant se releva, et passa au travers de la maison » (14).

Absorbé qu'il est par ses tâches quotidiennes, l'homme manque de vigilance et devient la proie du loup. L'insouciance des villageois en train de danser et de prendre du plaisir lors d'une fête champêtre donne également un avantage au loup, cette fois fatal à l'homme : « En Aoust 16, ainsi que les paysans estoient en grand nombre à Seloncourt, dansans, fut veu un Loup non gueres loing, et qui plus est, remarquable. Un jeune compagnon qui avoit esté à ces danses, apres souper, s'estant couché en un vergier, fut soudainement trouvé mort » (36). Bauhin, on le voit, ne s'étend pas sur la vie festive, même si avec l'introduction du luthéranisme en 1524 et les nombreuses ordonnances tout au long du seizième siècle, celle-ci faisait alors l'objet d'une stricte règlementation[63]. Ce ne sont pas les manquements moraux ou religieux qui concernent le médecin, mais le manque de vigilance des villageois susceptible de coûter bien des vies humaines.

En somme, ce récit extrêmement dépouillé donne à voir les mœurs villageoises d'antan par les yeux du prédateur à l'affût. Son regard s'arrête uniquement sur les lieux où évolue sa proie (les champs, les bois, l'école, l'église), sur les outils de travail qui serviront à l'homme d'armes et sur les circonstances (l'affairement des uns, l'isolement des autres) susceptibles de donner à l'animal l'avantage sur l'homme.

63 Les consistoires paroissiaux étaient chargés de rapporter tous comportements déviants comme l'ivrognerie, le jeu et même la danse. Très avidement recherchée par la jeunesse lors des fêtes champêtres, la danse était regardée d'un œil suspect par l'autorité gouvernementale qui y voyait en accord avec la Réforme luthérienne une incitation à la débauche. Sur les ordonnances concernant les danses (1565, 1568, 1584), voir Charles Godard, « Les ordonnances inédites du comte Frédéric (1565-1584) », *Société d'émulation de Montbéliard*, n° 50, 1896, p. 188, 200-201 et 209.

NOTICE
POUR L'ÉTABLISSEMENT DU TEXTE

De ce texte nous ne connaissons que l'édition de 1591 dont la Bibliothèque nationale de France possède six exemplaires :

8-TD85-9, S-11764, M-22789, microfiche 13466, microfiche M-11254 et NUMM-8702272. La Bibliothèque municipale de Besançon possède également un exemplaire : Bibliothèque d'étude et de conservation cote 232910.

HISTOIRE // NOTABLE // DE LA RAGE DES // LOVPS, ADVENVE L'AN // M. D. XC. //

AVEC LES REMEDES POVR // *empescher la rage, qui survient apres la // morsure des Loups, Chiens, & au- // tres bestes enragees.* // Le tout mis en lumiere // PAR // IEAN BAVHIN D. MEDECIN // DE TRES-ILLUSTRE PRIN- // ce, Monsieur Friderich, Conte de Vvir- // temberg, Montb. &c. // *Imprimé à Montbeliart, l'An* 1591.

Une copie numérisée est également disponible à la Bibliothèque interuniversitaire de médecine de Paris sous la cote 72100 : < www.bium.univ-paris5.fr/histmed/medica/cote?72100 >. C'est sur cet exemplaire que se base cette édition.

L'année même de sa parution, cette édition fit l'objet de deux traductions, l'une en allemand, l'autre en latin, ce qui montre l'intérêt que suscita à l'époque l'opuscule de Jean Bauhin. La traduction allemande, *Warhaffte denckwirdige Historj von ettlichen wütenden rasenden Wölffen und Schaden, so sie das verloffene 90. Jahr umb Mümpelgart und Beffort gethan haben* (Mümpelgart, Foillet, 1591), est disponible à la Bibliothèque universitaire de Strasbourg sous la cote H 126.072. Aucune copie de la traduction latine, *Memorabilis historia luporum aliquot rabidorum qui circa annum M. D. X. C. apud Mumpelgardum et Beffortum multorum damno publicæ grassasi sunt* (Montbelgard, J. Foillet, 1591, in-12) n'a été conservée à ce jour. Le texte est mentionné dans deux catalogues du début du vingtième siècle : Léon Nardin, *Jacques Foillet, imprimeur, libraire et papetier (1554-1619)*, 1905, p. 455, n° 24 et Albert Roux, *Catalogue des impressions montbéliardaises de 1587 à 1793*, 1905, p. 66, n° 20.

Par souci de fidélité, nous avons respecté la graphie et la langue originales. En conformité avec l'usage éditorial, nous avons remplacé l'esperluette par *et*, distingué le *i* du *j*, le *u* du *v*, le *f* du s, le *vu* du *w*, résolu les abréviations et les tildes, ajouté les apostrophes et les accents diacritiques pour éviter la confusion entre les homonymes *à* et *a*, *là* et *la*, *où* et *ou*, *c'est* et *cest*. Nous avons conservé les accents intérieurs et accentué le *e* final tonique (*é*, *ée* et *ées*). L'usage des cédilles ou leur absence ont été conservés intacts. Les majuscules ont été conservées telles quelles et celles des noms propres ont été rétablies s'il y avait lieu. Les variantes orthographiques de certains noms de personnes et de noms de lieux n'ont pas été résolues mais l'orthographe moderne des noms de personnes est donnée dans les notes de bas de page et celle des noms de lieux dans un index à la fin du volume. Les coquilles ou les erreurs flagrantes ont été corrigées et nos interventions ont été signalées dans les notes de bas de page. La ponctuation a été laissée intacte dans la mesure du possible. Pour faciliter la lecture, les deux points dont l'auteur fait un très grand usage ont été remplacés par une virgule ou un point-virgule lorsqu'ils marquaient un arrêt provisoire et un point final lorsqu'ils marquaient un arrêt définitif. Les numéros indiqués en caractères gras entre crochets sont ceux de la pagination originale.

HISTOIRE NOTABLE DE LA RAGE DES LOUPS, ADVENUE L'AN M.D.XC.

Avec les remedes pour empescher la rage, qui survient apres la morsure des Loups, Chiens, et autres bestes enragées[1]

1 Le tout mis en lumiere / PAR / JEAN BAUHIN D. MEDECIN / de tres-illustre Prince, Monsieur Friderich, Conte de Wirtemberg, Montb., etc. / Imprimé à Montbeliart, l'An 1591.

[2vo] À GENEREUX, ET VERTUEUX SEIGNEUR MON SEIGNEUR JEAN CLAUDE, BARON DE MONJOYE[2], Chambellan de Serenissime et Illustrissime Prince, Ferdinand, Archeduc d'Austriche[3], etc. Gouverneur des terres et Seigneuries de Beffort, Delle, Rosemont, l'Assise, et Angeot[4] : Et à messieurs les officiers, maistres bourgeois, et conseil dudit Beffort, mes honnorez Seigneurs, amis, et voisins[5]

Depuis vingt ans, que j'ay esté appellé au service de mon Tresillustre Prince, Mr. Friderich, Conte de Wirtemberg[6]*, Montbeliard, etc. par le moyen de ſeu de loüable memoire, noble Sieur Monsieur Jean Ulrich de Stadion*[7]*,*

---

2 Jean-Claude de Montjoie (Hirsingue, Haut-Rhin, 1554 – Hirsingue, 7 août 1604), fils de Nicolas Thuilliers de Montjoie († Hirsingue le 10 déc. 1566) et de Jeanne de Tarlar. Cette famille noble de Franche-Comté et de Haute-Alsace tire son nom du château de Montjoie situé près de Vaufrey dans le Doubs. En 1580, Montjoie épousa Anne Éléonore de Welsperg († Hirsingue le 9 avril 1611) et eut quatre fils de cette union : Ferdinand Georges, Jean Georges, Eusèbe et Rodolphe. En 1573 et 1579, Montjoie fut investi par l'évêque de Bâle de fiefs épiscopaux. Il possédait déjà plusieurs fiefs autrichiens : Grosne, Vellescot, Chèvremont et Danjoutin. De 1588 à sa mort, il fut le grand bailli de Belfort et succéda à Jean Ulrich de Stadion. Voir Christophe Grudler, « MONTJOIE Jean Claude », *Dictionnaire biographique du territoire de Belfort*, t. 1, *Société belfortaine d'émulation*, 2001, p. 444-445.

3 Ferdinand de Habsbourg (1503-1564), archiduc d'Autriche (1520), roi de Hongrie et de Bohême (1526), roi des Romains (1531), puis empereur des Romains connu sous le nom de Ferdinand 1er du Saint-Empire (1556-1564), frère cadet de Charles Quint.

4 À l'époque, le comté de Belfort comprenait quatre districts : les prévôtés de Belfort et d'Angeot, le bailliage de Rosemont et la grande mairie de l'Assisse. Voir *Les coutumes de l'Assise et les terriers de 1573 et de 1742*, éd. M. ED. Bonvalot, Paris, 1866, p. 5.

5 Cette dédicace est remarquable du fait qu'elle s'adresse aux notables locaux sans considération de leur appartenance religieuse, le territoire de Belfort est catholique, celui du Wurtemberg est protestant. Cela montre les liens profonds que le médecin et botaniste Bauhin tissa tout au long de sa carrière professionnelle dans la principauté de Montbéliard. Voir Robert Cuisenier, « Jehan Bauhin : médecin et botaniste montbéliardais, 1541-1612 », *Société d'émulation de Montbéliard*, n° 114, 1991, p. 254.

6 Auj. Wurtemberg, ancien état du sud-ouest de l'Allemagne. Sur Frédéric de Wurtemberg, voir Introduction.

7 Jean Ulrich de Stadion (? –Belfort 1588) est le premier grand bailli autrichien de Belfort depuis 1450. Il devint bailli des seigneuries de Belfort et de Delle le 31 août 1563 et grand bailli de Belfort le 14 décembre 1563 et le demeura jusqu'à sa mort. Il œuvra à

Gouverneur de Beffort, etc. l'ay esté tellement [2vo] *avancé en ces quartiers, que je suis venu au service de Reverendissime Dame Scholastique de Falckenstain, Abbesse de Mesevaut*[8], *et consequemment ay eu moyen, par mon service, de m'acquerir des amis, desquels vous n'estes les moindres, honorez Seigneurs, qu'est l'occasion, que presentement je vous offre ceste petite Histoire, esperant, par ce moyen, vous rendre service, comme je suis en ce enclin, et ce d'autant plus, que mon Tresillustre Prince prend fort en gré, que je m'employe pour tous ses bons voisins.*

Il vous plaira donc prendre ce petit labeur, que j'ay fait à la haste (estant en la Ville de vostre Gouvernement, pour rendre service à personnes notables) et me vouloir maintenir, contre tous calomniateurs, comme ceux qui scavent que j'ay descrit à la verité, une partie des miseres, [3ro] *advenuës en peu de temps, par une furieuse Louve. Lesquelles Dieu, par sa divine clemence, vueille faire cesser, et vous preserver, avec vos bons Voisins, de toute pareille misere et calamité, et de toutes autres, en me recognoissant tousjours pour l'un de vos bons serviteurs et amis. De Montbeliard, ce 30. d'Aoust, 1590.*

Vostres tres-affectionné serviteur, amy et voisin,

J. BAUHIN. D.M.

l'établissement d'une administration seigneuriale dévouée à l'Autriche et non plus aux Habsbourg. En 1578, il fit établir une forge à Oberbruck et, à partir de 1584, commença à exploiter les mines de Giromagny et des *Trois Rois* au Thillot. Voir *Dictionnaire biographique du territoire de Belfort*, t. 1, *Société belfortaine d'émulation*, 2001, p. 569-570.

8 Vingt-sixième abbesse du chapitre de Masevaux qui succéda à Anastasia de Ristach le 4 juillet 1551 et resta à la tête du chapitre jusqu'à sa mort le 10 janvier 1603. Voir intr. p. 12.

[3vo] ORNATISSIMO VIRO, D. JOANNI BAUHINO DOCTORI, Medico Domestico Illustrissimi Principis ac D. D. Comitis Wirtembergæ et Montisbelgardiæ, Joannes Gillæus eques[9] Baro et Dominus in Marnol. S.

Quod Deus altitonans conceptas indicet iras,
Cum viget in terris criminis omne genus :
Fatidici id vates, variis testatur Iesus
Fons veri ipse locis, scripta prophana docent.
Subijciunt oculis Sol, Luna, Elementa, feraeque
Quæcumque et formis prodigiosa suis.
Sidera sanguineo terrent suffusa colore,
Et face, et horrendis aër imaginibus.
Impuros tellus solet exhalare vapores,
Et proferre suo monstra stupenda sinu.
Bis geminis muscas nuper conspeximus alis,
Corpore terribiles, vulnere pestiferas.
Materiamque, Lupos, docti (Bauhine) laboris,
Quo iuvat afflictos officiosa manus.
[4ro] *Pax fuit armentis, illi sumpsêre furores*
Insuetos, hominum pulsa cruore fames.
Quod potes ergo facis, reliqui praestentque fideli
Consilio medici. Numine morbus eget.
Tollere qui pestes animis, membrisque facultas,
Sidera cui parent, terra, Herebique lacus.
Illud supplicibus votis adeamus, ut iram
Ponat, et avellat cordibus omne malum.
Paceque dignetur concisa tumultibus arva,
Sit Terrae facies laeta, polique simul.

9 Le chevalier Jean de Gilley, seigneur de Marnoz, possédait divers fiefs dans les seigneuries d'Héricourt et de Châtelot. De son mariage avec Anne de Saint-Maurice, il eut une fille, Anne-Ursule de Gilley. Voir Alexandre Tuetey, *Les Allemands en France et l'invasion du comté de Montbéliard par les Lorrains, 1587-1588*, 2 vol., Paris, Montbéliard, 1883, vol. 2, p. 20-21.

Atque tibi fœlix instans illuceat annus,
Et recreet populos fertilitate sua[10].

[4vo] AD D. JOHANNEM BAUHINUM, Medicum clariss., etc.[11]

Insultus rabidûm feros luporum,
Sectorumque graves metus volantum,
Si rem fortè novam esse quis negârit :
Sed patrum quoque seculis notatam :
Idem si tamen et leget libellum
Hunc Bauhine tuum : tuaque nôrit
Has pestes opera unius repûlsas.

10 [Le chevalier Jean Gilles, baron et seigneur de Marnoz, au docteur très distingué Jean Bauhin, médecin personnel du très illustre prince et comte de Wurtemberg et Montbéliard, / Que le Dieu qui tonne dans les hauteurs déclare la colère qu'il a conçue lorsque toute espèce de crime fleurit sur terre, les prophètes l'attestent, comme en maints endroits Jésus lui-même, source de la vérité, et les écrits profanes l'enseignent aussi. Le soleil et la lune le mettent sous les yeux, comme les éléments, les bêtes, et tout ce qui prend une forme prodigieuse. Les astres nous épouvantent, inondés de couleurs sanglantes et de flambeaux, ainsi que l'air avec d'horribles images. Souvent la terre exhale des vapeurs impures et produit de son sein des prodiges merveilleux. De nos jours nous avons vu des mouches avec quatre ailes, au corps effrayant et produisant une blessure mortelle. Et nous avons vu des loups, Bauhin, la matière de ton docte travail, par lequel ta main serviable aide les affligés. [4r°] Les troupeaux étaient en paix lorsque les loups furent emportés par une fureur nouvelle, leur faim remuée par le sang des hommes. Tu fais donc ce que tu peux, et que les autres médecins se signalent par un conseil loyal. La maladie a besoin d'un dieu qui a la capacité d'enlever la peste à l'esprit et au corps, un dieu à qui obéissent les astres, la terre, et le lac d'Érèbe. Allons vers lui avec des offrandes de suppliants, pour qu'il mette de côté sa colère, pour qu'il arrache tout mal de notre cœur. Que nos campagnes, abattues par les tumultes, soient dignes de la paix, que l'aspect de la terre et du ciel redevienne joyeux. Et que cette année brille heureusement sur toi, et qu'elle fasse revivre les gens de son abondance], trad. Stephen Murphy.

11 [À Jean Bauhin, illustre médecin etc. / Si quelqu'un nie que les insultes cruelles des loups furieux, la lourde peur des bêtes à ailes fendues, soient une chose nouvelle, prétendant que c'est une chose déjà connue à l'époque de nos aïeux ; si celui-là lit ton livre, Bauhin, il saura que c'est grâce à tes soins que ces fléaux ont été écartés. Bientôt il dira que ces maux à un tel point extraordinaires pour nos écoles reviennent afin de te procurer un nom immortel. Johann Conrad Ratzius, docteur à Montbéliard], trad. Stephen Murphy.

Mox dicet, mala sic inusitata
His sectis ideo redisse nostris,
Nomem perpetuum ut tibi pararent.

JOH. CONRAD. RATZIUS[12],
Med. D. Montpelgardi F.

[5ro] IN LIBRUM DE RABIE LUPORUM PRÆSTANTIS VIRTUTE VIRI D. Joannis Bauhini Medici, Doctoris expertissimi[13]

Exiguum prima si spectes fronte libellum,
Rara tamen (parvus cum videatur) habet.
Cœruleum Tritona alij : Neptune triumphos
Cantarunt pelagi, monstra, ferasque tuas.
Iste lupos avidos pingit ; stimulante furore,
Tigride plus rabida, qui feritatis habent.
Historiam veram, non ficta poëmata vatum,
Proponit (quamvis parvulus) iste liber.

GODEFRIDUS VALERIUS[14]

12 Le nom de Johann Conrad Ratz d'Haguenau, dont nous ne connaissons rien, apparaît parmi les signataires de l'ordonnancier de Thiébaud Noblot qui se trouve à la Bibliothèque de Montbéliard (ms. 86). Voir Cuisenier, « Jehan Bauhin : médecin et botaniste montbéliardais », p. 292.

13 [Sur le livre traitant de la rage des loups, de l'homme d'un mérite illustre, le docteur très-expérimenté Jean Bauhin, / Si tu regardes ce livre, au premier regard de petite taille, il contient néanmoins des choses extraordinaires quoiqu'il semble petit. D'autres ont chanté Triton l'azuré, les triomphes de l'Océan, et tes monstres et tes bêtes, ô Neptune. Celui-ci peint les loups voraces qui, lorsque la fureur les aiguillonne, ont plus de cruauté qu'un tigre enragé. Ce livre, tout petit qu'il est, fait voir une histoire vraie, non pas les compositions mensongères des poètes. / Godefroy Valerius], trad. Stephen Murphy.

14 Rien n'a pu être trouvé sous ce nom.

[5vo] À MONSIEUR JEAN BAUHIN, Docteur en medecine, sur son Histoire des Loups enragez

Comment jadis Samson allant en Philistine,
En sa voye un Lyon tua, qui rugissoit,
Et sans y point faillir devorer le pensoit
Car il estoit tout seul, sans glaive et javeline.
Ou bien comme David (tesmoing la voix divine)
Lors qu'il estoit petit, et le troupeau gardoit,
Recout seul sa brebis, que le Lyon gastoit,
Et l'occit avec l'Ours, beste rude et maligne.
Ainsi fait mon Bauhin, à son tresgrand honneur,
Il tue les Loups, qui sont agitez de fureur,
Et puis monstre au surplus, quelle espée il faut prendre
Contre telles furies : à sçavoir, penitence,
Et la chasse, par ceux, qui sont mis en puissance :
Ces moyens sont certains : mais qui y veut entendre ?

I. M. M.

[6ro] SONNET POUR MONSIEUR le Docteur Bauhin

BAUHIN, ayant pesé le subjet de ton livre,
Mon cœur s'en est esmeu, et par souspirs soudains,
A crié plusieurs fois, Helas povres humains,
Quand cesseront ces grands malheurs, de vous poursuyvre !
Jadis les Loups glouttons, ont espandu leur ire,
Sur les troupeaux des champs, sur les Cerfs, sur les Daims.
Et de la chair d'iceux, rassasioyent leurs faims,
Laissant l'homme passer en paix, sans luy mot dire.
Mais d'iceux maintenant, la rage furieuse,
Envenime nos corps, d'une facon hideuse :
Certes il seroit besoing d'un Hercules Chrestien[15]*,*
Lequel de ces furies, nettoyast le païs,
Et que les cœurs de tous, à Dieu fussent unis,
Ainsi qu'en ce traicté, BAUHIN le descrit bien.

JEHAN THEVENOT[16].

15 À la Renaissance, Hercule fut souvent associé à la figure de Jésus-Christ (*cf. L'hymne de l'Hercule Chrestien* [1553] de P. de Ronsard). Sur la portée religieuse du mythe d'Hercule, voir Marcel Simon, *Hercule et le christianisme*, Paris, 1955, ch. 4 et 5 et Marc-René Jung, *Hercule dans la littérature française du* XVIe *siècle*, Genève, 1966, p. 105 *sq.*

16 Jehan Thevenot (1551 Montbéliard 1631), fils de Henriot Thevenot, bourgeois de Courtemaîche (ca 1525-1598), marié le 17 juillet 1599 à Madeleine Golin (baptisée en 1573 – morte après 1610) dont il eut une fille, Catherine Thevenot, conseiller au Châtelet de Paris. Voir Archives municipales de Montbéliard en ligne.

[6vo] POUR MONSIEUR LE DOCTEUR JEAN BAUHIN

Si ceux qui ont escrit quelque traicté vulgaire,
Sont neantmoins prisez, et veuz en grand honneur :
Ne merites tu pas, un los extrordinaire,
Pour salaire et guerdon, de ton rare labeur.

G.N.M.T.

Le mesme

Bauhin, tu peux ceux là, guarantir de furie,
Qui sont esté mordus, par l'enragée dent.
En quoy nous t'estimons d'autant plus excellent :
Que penible à guerir est ceste maladie.
Mais si ceux que Bacchus, fait tomber en manie,
Tu pouvois preserver, de ce mal monstrueux,
Les faisant surmonter, le poison vaporeux
Dy, ne serois tu pas, un Dieu en Germanie.

[7ro] LES NOMS DES AUTHEURS Que l'Autheur de ceste Histoire des Loups enragez a allegué

Amatus Lusitanus.
Ambrosius Paré.
Anthonius Chalmeteus.
Actuarius.
Aetius.
Avicenna.
Aristoteles.
Bartholomeus Vogter.
Biblia sacra.
Brunschweig.
Carolus Stephanus[17].
Cælius Aurelianus.
Cornelius Celsus.
Franciscus Valeriola.
Galenus.
Gesnerus.
Guillelmus Varignana.
Jacobus Foullon.
Jo. de Clamorgean.
Jo. de Vigo.
Jo. Palmerius.
Levinus Lemnius. [7vo]
Liber Medicus Illust. Ducis D. Ludovici Wirtembergici.
Matthiolus.
Mercurialis.
Olaus Magnus.
Petrus de Abano.
Plinius.

17/ Forme latine du nom du médecin Charles Estienne. Son nom apparaît sous sa forme vernaculaire dans le restant du texte.

Richardus Dinotus.
Santes Ardoinus.
Theophrastus Paracelsus.
Tragus.
Valescus Tharanta.
Wirsung.

[1] HISTOIRE MEMORABLE DU DOMMAGE ADVENU EN L'ANNÉE FORT SEICHE 1590, par une Louve en la Seigneurie de Beffort, et par deux Loups, en la Conté de Montbeliart, à laquelle sont adjoutez les remedes propres, pour obvier à la rage et hydrophobie, qui survient apres la morsure des bestes enragées

Trouvant une chose estrange et nouvelle en ces quartiers, qu'un seul Loup ait recherché en divers villages plusieurs personnes, les ait blessées, et endommagées sans rechercher bestial aucun. Tellement que du commencement, on entroit en soupçon, que ce fust un Loup Garou, mesmes, que si Dieu n'eust par sa divine providence permis que le Loup eut esté tué, plusieurs personnes eussent esté encores [2] endommagées, et les autres, peut estre, par soubçon, saisies prisonnieres. Il m'a semblé estre utile, de recueillir sommairement le discours du dommage qu'a fait une seule beste.

Ce discours doit donner à nous tous occasion d'amendement, et correction de nos vices, avec vraye repentance, de peur que Dieu ne se contentant de ce commencement d'affliction, ne nous en envoye davantage, suyvant ce dequoy il nous menace par sa parole, disant au 26 du Levitique[18] : Si vous cheminez à l'encontre de moy, et que ne vouliez point obeyr à moy, j'adjouteray sur vous sept fois plus de playes, selon vos pechez. Je vous envoyeray des bestes des champs, qui defferant vous et vostre bestial, et appetisseront toutes choses, et vos chemins seront deserts ; que si par ces choses vous n'estes point corrigez, mais cheminez à l'encontre de moy, je chemineray aussi contre vous, et vous frapperay sept fois, pour vos pechez, et feray venir sur vous le glaive, vindicateur de mon alliance, et quand vous fuirez és villes, je vous envoyeray la pestilence au milieu de vous, et serez livrez en la main des ennemis, etc.

18 « bestes des champs » signifie les bêtes féroces, *cf.* Lév. 26, 21-23. Tous les passages bibliques cités ici évoquent la condamnation de l'homme par Yahvé à cause du mal qu'il a commis. Les châtiments y sont toujours symbolisés par l'apparition et parfois la prolifération d'animaux sauvages qui dévorent les hommes et les troupeaux. L'accent mis sur le terrifiant et l'image du Dieu vengeur de l'Ancien Testament sont des moyens fréquemment employés à l'époque pour rappeler l'importance de la crainte de Dieu.

Nombres 20. Le peuple d'Israel, ayant parlé contre le Seigneur et Moyse, le Seigneur envoya sur le Peuple des serpens pleins de feu[19].

[3] Deut. 28. Que si tu n'obeys à la voix du Seigneur Dieu, en gardant et faisant tous ses commandemens, etc. Ton corps mort sera viande à tous les oyseaux du Ciel, et aux bestes de la terre, et n'y aura personne, qui les chasse[20].

Deut. 32. Ils m'ont provocqué en celuy qui n'estoit point Dieu, et m'ont irrité à indignation, par leur vanitez et je les provoqueray par celuy, qui n'est point peuple, et les conciteray à indignation, par la gent folle. Le feu est allumé en ma fureur, et bruslera jusques en la profonde fosse d'enfer, et devorera la terre et le fruict d'icelle, et embrasera les fondemens des montagnes. J'assembleray sur eux des maux, et employeray mes fleches sur eux. Ils seront consumez par famine, et les oyseaux les devoreront par morsure tresamere. Je leur envoyeray les dents des bestes, avec la fureur de ceux qui se trainent sur la terre, et des serpens. Le glaive gastera par dehors, et au dedens espouvantement, ensemble le jeune fils, et la vierge, l'enfant allaitant, avec l'homme ancien[21].

1 Samuel 5. Or la main du Seigneur fust fort griefve, sur ceux d'Azot[22], et les degasta, et frappa ceux d'Azot, et de ses limites, en la plus secrette partie des fesses, et les villages et les champs, au milieu de ceste contrée boüillon-[4]noyent, et sortirent des souris, et fut grande confusion de mort en la Cité[23].

1 des Rois 13[24]. C'est l'homme de Dieu, qui a esté inobedient, à ce que le Seigneur luy avoit dit, pource que le Seigneur l'a baillé au Lyon, lequel l'a desrompu, et l'a tué, selon la parole que le Seigneur luy avoit dicte.

1 des Rois 20. Pourtant que tu n'as point obey à la parole du Seigneur, voila tu te partiras de moy, et un Lyon te frappera. Quand il fut parti d'aupres de luy, un Lyon le trouva, qui le tua.

---

19 Nb 21, 8.

20 Deut. 28, 26.

21 Deut. 32, 24-25.

22 C'est-à-dire Asdod.

23 1 Sam. 5, 6. On hésite sur la nature de cette maladie que Yahvé envoie aux méchants. On y voit en général une référence aux bubons de la peste. Or ceux-ci peuvent se manifester par des « boursouflures » ou « hémorroïdes », ce qui expliquerait l'allusion faite ici à « la plus secrete partie des fesses ». Par la suite, il est question des souris et des rats qui depuis longtemps sont reconnus comme les colporteurs de la peste, *cf.* 1 Sam. 6, 4-5, 11 et 18.

24 1Rs 13, 26.

3 des Rois 21. Le Seigneur a parlé à Jezabel, disant : Les chiens mangeront Jezabel, au champ de Jezrahel. Si Achab meurt en la Cité, les chiens le mangeront, mais s'il meurt au champs, les oyseaux du Ciel le mangeront[25].

4 des Rois 2. Comme Élisée montoit par la voye, les petits enfans sortirent de la Cité, et se mocquoyent de luy, disant : Monte chauve, monte chauve. Lequel se retournant les vid, et les maudit au nom du Seigneur, et deux Ourses sortirent de la Forest, et deschirerent d'iceux quarante deux enfans[26].

4 des Rois 9. C'est la parole du Seigneur, qu'il a parlé par son serviteur Elie Thesbite, disant : Les chiens mangeront la chair de Jezabel au champ de Jezrahel[27].

4 des Rois 17. Le Roy des Assyriens amena des gens de Babylone, et de Cutha, et d'Eva, [5] et d'Emath, et de Sepharvaim[28], et les mit és Citez de Samarie, au lieu des enfans d'Israel, lesquels possederent Samarie, et habiterent en ces villes. Et quand ils commencerent d'habiter, ils ne craignoient point le Seigneur, et le Seigneur leur envoya des Lyons qui les mettoyent à mort, fut annoncé au Roy des Assiryens, et fut dict : Les gens que tu as faict habiter és Citez de Samarie, ignorent les Loix du Dieu de la terre, et le Seigneur leur a envoyé des Lyons, et voicy ils les tuent, pource qu'ils ne sçavent la coustume du Dieu de la terre.

Ezechiel 5. Je suis vivant, dit le Seigneur Dieu, pource que tu as violé mon sainct lieu, en toutes tes infametez, et en toutes tes abominations, je te briseray aussi, et ne t'espargnera point mon œil, et n'en auray point de pitié, etc. Et vous envoyeray la famine, et des bestes nuisantes, lesquelles te destruiront, et la pestilence, et le sang passeront parmy toy, et feray venir l'espée sur toy moy qui suis le Seigneur l'ay dit[29].

Eze. 14. Si je fay passer la mauvaise beste sur la terre, et qu'elle la desole, et qu'elle soit deserte, tellement que nul n'y passe, à cause des bestes, etc.[30]

25 1 Rs 21, 23-24. La malédiction de Yahvé s'abat contre Jézabel qui avait organisé l'assassinat judiciaire de l'Ysréélite Naboth, propriétaire d'une vigne convoitée par son mari Achab (le roi d'Israël) pour agrandir son domaine (*cf.* 1 Rs 21, 1-16).

26 2 Rs 2, 23-24. Les petits païens de Béthel qui se moquent du prophète Élisée en raison de la tonsure de consécration qu'il porte sont dévorés par deux ours sortis du bois.

27 2 Rs 9, 36. Jézabel fut précipitée d'une fenêtre du palais d'Yzréel et son corps fut dévoré par les chiens qui ne laissèrent que le crâne, les pieds et les mains.

28 C'est-à-dire Coutha, Awwah, Hamah et Sepharwaïm. Bauhin reprend ici les versets 24 et 25 de 2 Rs 17.

29 Éz. 5, 12.

30 Éz. 14, 12-13.

Ezech. 32. Je te jetteray sur la face du champ, et feray asseoir sur toy tous les oiseaux du ciel, et rassasieray de toy les bestes de toute la terre[31].

Ezechiel 29. Le Seigneur Dieu dit ainsi : voyez, j'en veux à toy Pharao, Roy d'Egypte, etc. Tu [6] cherras sur la face du champ, tu ne seras point recueilly, et ne seras point rassemblé, affin que tu sois aux bestes de la terre, et aux oyseaux du ciel, pour estre devoré[32].

Ezechiel 27. Le Seigneur dit ainsi : Je suis vivant, que ceux qui sont és lieux ruinez, tomberont par l'espée, et celuy qui sera parmy les champs, je le livreray aux bestes, pour estre devoré. Aussi ceux qui sont és Forteresses, et aux cavernes, ils mourront de la peste[33].

Ezech. 34. Mais moy, qui suis le Seigneur, je seray leur Dieu, et mon serviteur David sera le Prince, au milieu d'eux, moy qui suis le Seigneur l'ay dit : Je traiteray avec eux l'alliance de paix, et feray cesser de la terre la beîte nuisante, et habiteront au desert seurement, et dormiront és forts[34].

Ezechiel 39. Tu tomberas sur les montagnes d'Israel toy et tes compagnies, tes peuples, qui sont avec toy. Je t'ay donné pour estre devoré aux bestes, et aux oiseaux, et à toute volaille du ciel, et aux bestes de la terre. Tu cherras sur la face du champ, pource que j'ay parlé, dit le Seigneur Dieu[35].

Osée 2. Je les mettray comme une forest, et les bestes des champs les mangeront, etc. J'osteray hors de sa bouche les noms des Baalins, et ne seront plus en memoire par leurs noms ; aussi en ce temps là, je leur traicteray [7] alliance avec les bestes des champs, et avec les oiseaux du ciel, et avec les reptiles de la terre, etc.[36]

Jeremie 5. Je m'en iray aux plus grands, et parleray à eux, car iceux ont cogneu la voye du Seigneur, et le jugement de leur Dieu, mais ceux là mesmes ont semblablement rompu le joug, et ont deslié les liens. Pourtant le Lyon de la Forest les a frappez, le Loup du desert les a gasté, et le Leopart veille sur leur citez, pour ravir tous ceux qui en sortent, car leurs forfaicts sont multipliez, et leurs dissolutions sont renforcées. Comment te pardonnerois-je en cela ? Tes fils m'ont delaissé, et jurent

31 Aux versets 25 et 27, ce sont les impies qui sont comparés au lion et au loup qui déchirent une proie.

32 Éz. 29, 5.

33 Le verset qui se rapproche le plus de ce passage est Éz. 29, 8 mais il n'est fait aucune mention de la peste.

34 Éz. 34, 25.

35 Éz. 39, 4.

36 Os. 2, 14, 18 et 19. Par Baalins, il faut entendre Baal, c'est-à-dire l'époux.

par ceux qui ne sont Dieux ; je les ay saoulez, et ils ont commis adulteres, et se sont accointez en la maison de la paillarde[37].

Sapience de Salomon 16. La morsure des Locustes, et des mouches les a fait mourir, et ne s'est point trouvé de remede pour garantir leur vie, pource qu'ils estoyent dignes d'estre ainsi punis[38].

Prenons à cœur ces menaces, que Dieu nous propose, par sa S. Escripture, et remarquons maintenant, ce qui a commencé en ces quartiers, qui est, que l'an 1590 (la chaleur et seicheresse ayant esté fort grande, et des plusieurs années non veüe telle en ces contrées). Le 25 de Juin, selon l'ancien Calendrier[39], et se-[8]lon le nouveau, le 5 de Juillet, en un Jeudy matin, sur les neuf heures, en la Seigneurie de Beffort, en un village nommé Bourongne, sur la Conté de Montbeliart, les filles estant allées par ensemble, pour cueillir des cerises au Bois, et ragies (suivant le mot du pays) des costes, entre les fins de Meru et Bourongne, un Loup surprent, à l'entrée d'un chemin, Marguerite, fille de feu François Beullesse, gendre de Jean Tisseran, subjet de noble Seigneur, Jean Georges de Brunicoff[40], Maistre d'Hostel de mon Tresillustre Prince Frideric, Conte de Wirtemberg, Montbeliart, etc. la mordit au visage, prés de la maschoire, contre la bouche, la deffigura tellement qu'on luy voyoit toutes les dents. Le Loup l'ayant laissée, vint trouver, proche de Bourongne, Claude, fille de Lienard Guey, qui descendoit de dessus un Cerisier, la saisit par derriere en la teste, prés des oreilles. Elle tenant un Crochet de bois, comme un baston, luy fourra en la gueulle, jusques dedans le gosier, elle fut aussi mordue au bras. Apres l'avoir mordue, le Loup se tint long temps dessouz le Cerisier, surattendant le fils dudit Lienard Guey, qui estoit dessus, à la fin s'en alla.

La fille de Beullesse fut mise à Granvillard chez le Barbier[41], pour la traicter et medicamenter. Le 13 de Juillet, ou selon le nouveau [9]

---

37 Jér. 5, 5-9.

38 Sag. 16, 1.

39 En 1582, lorsque s'opère le changement, le calendrier julien (« l'ancien Calendrier ») retarde de 10 jours sur le calendrier grégorien. Sur « les calendriers historiques », voir Paul Couderc, *Le calendrier*, Paris, 1986, ch. III.

40 Le nom de Hans Jörg von Breuningshofen, un proche du prince Frédéric, est brièvement mentionné sans aucune explication par Paul Sauer, *Herzog Friedrich I. von Würtemberg 1557-1608. Ungestümer Reformer und weltgewandter Autokrat*, Münich, 2003, p. 178.

41 Entendre barbier-chirurgien, c'est-à-dire un chirurgien « subalterne » chargé de la « petite chirurgie ». Dans l'édit d'août 1592, Henri IV note que « l'estat de maistre-barbier et chirurgien… s'estend non seulement sur le fait des barbes et cheveux, mais à la chirurgie en théorie et pratique, en anatomie du corps humain, et à panser et

Calendrier le 23 qui estoit le 19 depuis qu'elle avoit esté mordue, elle commença à tenir des propros estranges, et se print-on garde qu'elle devenoit comme enragée, nonobstant qu'elle eut bon entendement, priant Dieu qu'il l'osta de ceste misere, fut enfermée en une chambre, elle prioit, qu'on ne se trouvast vers elle, si on n'estoit trois ou quatre, ne voulut rien manger, se heurtoit contre les murailles et portes, et mena ce train depuis le Mardy jusques au Mercredy sur le vespre, et alors environ les quatre heures, prioit son Beau-pere Jean Tisseran, qu'il print une Pioche, et qu'il l'assommast. Plusieurs voysins l'allerent veoir, en la fin, on la tira de la Chambre et en la menant dehors, tomba entre les mains de Peusquay morte, sans bouger ny bras ny jambes.

La fille de Lienard estoit à Granvillard chez un maistre, estant desja guerie de ses playes devint le 16 de Juillet malade, en un Jeudy qui estoit le 22 depuis sa morsure, son maistre la ramena à Bourongne, depuis ne voulut manger, se debatant contre les murailles, et parois du lieu où elle estoit enfermée, se fit tant seigner[42], qu'elle ne vesquit qu'un jour, et la moytié de la nuict, la maladie l'ayant prins à cinq heures du soir, mourut la seconde nuict, entre les neuf et dix. Voyla comme nous a mandé [10] ceste Histoire, le Recepveur de Monsieur de Brunicoff.

Ledit Loup alla de[43] Bourongne vers Tretudan, et sur les huict ou neuf heures du matin, rencontra Claudot fils de la vefve de Chouviot, aagé d'un treize à quatorze ans, qui descendoit de dessus un Cerisier, il le mordit au visage, et luy arracha quasi un œil et le bout du nez. Il disoit que c'estoit ung chien rouge, qui avoit des tetins, qui l'avoit ainsi mal accoustré, il a esté medicamenté par Michel Badaire à Beffort, où il est mort, l'onzieme de Juillet ayant bon entendement, qui estoit le 17 jour depuis sa morsure. Le jour avant qu'il mourut, il se portoit assez bien, mais soudainement en levant les mains, print une frayeur de l'eau et tressautoit, il n'a fait semblant de nuyre à personne.

---

médicamenter apostumes et plaies, ulcères, fractures, dislocations, cognoissances des simples, compositions de médicaments et autres choses conservant la santé ». Voir < medarus.org/Medecins/MedecinsTextes/divers_institutions/chirurgiens_barbiers.html >, consulté le 3 mars 2017.

42 Hippocrate préconisait la saignée « hygiénique » en accord avec sa théorie des humeurs et des tempéraments. Mais ce sont surtout les enseignements de Galien (*De Methodo Medendi*) qui furent responsables de la vogue curative et souvent abusive de la saignée aux seizième et dix-septième siècles. Voir Nancy G. Siraisi, *Medieval & Early Renaissance Medicine*, Chicago, 1990, p. 137-141.

43 Corr. de *des*.

Dés Tretudan le Loup tira à Danjutin, village pres de Beffort, où entre la maison et la Fontaine du village, environ le midy, assaillit le fils de Perrin Noirot, appelé George, un enfant de sept à huict ans, le mordant, luy fist deux playes en la teste, et luy blessa l'œil, il est mort au troisieme jour. Maistre Richard Cler Chyrurgien de Beffort, l'a veu. Quand le susdit fust mordu, il y avoit d'autres enfans qui s'enfuirent, sans estre endommagez, nonobstent que l'un fust aussi tenu du Loup. Il y avoit [11] des pourceaux qu'il ne toucha point.

Depuis Danjutin, le Loup passa par derriere le Chasteau de Beffort (comme le virent quatre petites filles de Beffort, qui retournoyent des Cerises) lequel traversant le grand chemin, qui va à Raupach, au delà des vignes, entra en un chemin, dit la vie de la Chambratte[44], auquel lieu, croit en grande abondance l'herbe qu'on appelle *Trifolium aureum*, et *hepatica aurea*, rencontra Jeanne, dicte la trouvée de Beffort, fille parcreüe, assise sous un Cerisier (qui pensoit veoir un chien) le Loup la saisit au visage, et luy fit des deux costez six playes, desquelles aucunes penetroyent en la bouche, elle, pour se garantir du Loup, se jetta sur sa face, qui occasionna le Loup de se retirer, joinct qu'il y avoit une femme sur le mesme Cerisier, bien proche du chemin, de dessus lequel elle estoit descendue, qui crioit apres, mais n'osoit descendre. Maistre Richard Cler la medicamentoit et curoit diligemment, comme je l'ay veu le dixieme de Juillet, les playes n'estoyent encores du tout consolidées. Juillet 25 elle entendant que Richard Naurat de Veseloy, estoit devenu malade, et qu'on l'avoit enchainé, avec d'autres frayeurs qu'on luy faisoit, tombit en telle tristesse, que toute la nuict ne se fit que lamenter, c'estoit le 21 jour depuis qu'elle fut mordue, le lendemain ne vou-[12]lut boire, comme de coustume, de l'eau avec Anagalis. Apresdisner je parlay à elle, elle avoit bon entendement, et cheminoit. Sur le soir elle vomit, commença à pleindre la teste, et ne voulut manger ne boire. Elle fut menée en l'Hospital[45], l'une des playes a esté entretenue expressement ouverte. Le 16 de Juillet de matin, je l'ay esté veoir en l'hospital, la

44 Aujourd'hui disparu, le chemin dit « la vie de la Chambratte » était situé sur le versant sud du coteau de la Miotte, où se trouvaient des vignes. Voir Léon Nardin, « Jean Bauhin et ses Observations sur le rage en 1590 aux environs de Belfort », *Bulletin de la Société belfortaine d'émulation*, n° 12, année 1893, p. 126.

45 Sans doute s'agit-il d'un hôpital-chapelle ou d'un hôtel-Dieu. Au seizième siècle, l'hôpital demeure étroitement lié à la charité chrétienne, même si commence à s'affermir la tutelle laïque (municipalités et parlements). Ralentis sous l'effet des terribles fléaux du « siècle

saluant, n'a rien respondu, sinon qu'elle souspiroit, et donnoit à entendre par signe, que l'estomac et la teste luy faisoit mal, qu'elle prioit qu'elle ne vouloit ny manger ny boire, luy demandant la main, la presentoit. Brief, il apparoissoit qu'elle avoit bon entendement, nonobstant qu'elle ne parloit. Luy ayant fait apporter de l'eau, pour luy donner, cachoit son visage, luy en ayant un peu jetté sur la face, s'est levée soudainement comme furieuse, sans toutesfois faire semblant de vouloir nuire à personne. Sur le soir je la suis derechef allé voir, elle estoit assise, se grattoit la teste, par signe m'a respondu, à tout ce que demandois, avec raison, en souspirant, m'a monstré du sucre qu'elle avoit demandé. Luy donnant de l'argent, m'a remercié par signe. De boire eau, vin, ou laict, ou autre chose, n'en vouloit ouyr parler, m'a monstré sa langue qui n'estoit noire, faisoit signe que la teste ne luy faisoit plus mal. Ayant mis de l'eau aupres d'elle, d'une furie [13] la pousse et espanche avec le pied, et s'est[46] tournée sur le visage. Juillet 18 de matin, elle fit encores signe qu'elle vouloit du sucre ; l'estant allé voir, par signe me monstra, à qui elle avoit donné son argent, luy en donnant d'autre, me tend la main, faisant signe de remerciement, luy demandant si elle vouloit du laict, fait signe qu'ouy, de mesme qu'on luy mit du pain dedans, et montroit qu'elle avoit mal à l'estomac. Luy ayant fait apporter le laict avec le pain, fit signe, qu'on le mit aupres d'elle, la priant de me faire ce plaisir, pour son profit d'en manger, prent la cueillere avec du laict, ainsi qu'elle la veut approcher de la bouche, sans le gouster, jette tout au loing. Apres disner est devenue comme furieuse, sans parler, voulant sortir bavant et grinçant les dents, mordant les liquets[47] des portes, grimpant, se battant, et frappant des jambes. Nonobstant quand je voulois, elle se mettoit à genouil, et oyoit prier Dieu, joingnant les mains. Sur le tard, la parole luy revint, et me manda querir, comme aussi Maistre Richard Cler[48] nous remercia, de ce que l'avions sollicitée, avoit bonne memoire de ce que luy avions fait et donné, monstroit où estoit les pieces que luy avions jettez, les nommoit sans les avoir maniez, disoit, qu'elle n'avoit peu parler pour le mal d'estomac, pardonnoit à tous, et prioit qu'on

---

noir », les programmes de construction hospitalière redémarrent lentement. Voir Michel Cabal, *Hôpitaux. Corps et âmes*, Paris, 2001, p. 12-41.

46 Corr. de *c'est*.

47 Sans doute une coquille pour loquets.

48 En dépit de la notoriété que Bauhin leur attribue, les médecins et apothicaires de la région semblent avoir sombré dans l'oubli. Leurs noms sont restés introuvables.

luy pardonnast, qu'on contentast le [14] Chyrurgien, qui l'avoit traictée, et faisoit autres remonstrances, desirant qu'on bouchast une fenestre, par laquelle entroit trop grande clarté, ce qui fut faict. Elle declarant, qu'elle ne vouloit faire mal à personne, ne voulut bouger d'une des portes, qu'elle tenoit, en ce veautrant et disant, qu'elle mourroit là, prioit Dieu, et a ainsi continué toute la nuict, demandant souvent apres nous, sur le matin elle a desiré manger et a beaucoup mangé, puis est morte.

Le Loup suyvant (à l'instant qu'il eust mordu la Trouvée) le chemin susdit de la Chambratte, vint en un petit village, nommé Ventringue, Seigneurie de Beffort, assaillit Catherine, femme de Steffe, dit le fils de Toitote, (pauvres gens) qui cousoit sur sa porte; la mordit au bras gauche, elle commençant à crier, et entrant à la maison, le Loup la suyvit, le mary survint avec son beaufrere, le pensant frapper, fut mordu en l'œil, et en la joüe, la morsure penetrant dedans la bouche; Maistre Richard Cler a veu les playes, le beaufrere frappa le Loup de telle façon, que il tomba par terre comme mort, nonobstant se releva, et passa au travers de la maison. Steffe susdit remarqua que le Loup estoit rouge, et qu'il avoit la queüe pelée, tellement que voyant la peau, a bien recognu, que c'estoit [15] le Loup qui les avoit blessez et mordus. Augst 22, passant par Beffort, maistre Richard Cler m'asseura que les susdits se portoyent encores bien, comme depuis l'ay aussi entendu le 29 de Septembre.

Des Ventringue, le Loup alla à la Charme, qui est une maison dedans les bois, appartenant à Monsieur Jean Guillaume, Seigneur de Raupach, et ce sur le vespre, où il rencontra Marguerite, Chambriere de Jean Guillaume, subjet dudit Seigneur, qui ramenoit deux bœufs à la maison; se jetta contre elle, la mordit à la teste, sus le derriere, luy faisant deux playes, luy mord aussi le bras. Maistre Richard Cler l'a veu, le maistre de la chambriere estoit en l'estable, lequel voyant le Loup aupres de la chambriere, pensoit que ce fut un chien, qui se jouoit avec elle. Les bœufs ne furent attaquez. Juillet 25 un Lundy qui estoit le 31 jour depuis qu'elle avoit esté mordue, elle commença à devenir malade, ne vouloit ouyr parler de boire ny manger, craignoit fort l'eau, et trembloit quand on luy en vouloit bailler, ne cherchoit d'endommager personne, avoit bon entendement, se tourmentoit, frappoit la poictrine, prioit qu'on ne l'enchainast, mais qu'on la tint bien, qu'elle ne feroit mal à personne, desiroit qu'on la tuast, mourut Juillet 29, son maistre la tenant comme l'a asseuré sa maistresse, [16] estant à Girarmeigny.

Dés la Charme, le Loup alla à Estieffon, dessous rencontre Claudot Pereu, qui sortoit de sa maison, le mord au doigt. Le 23 aussi en un Samedy, qui estoit le 59 depuis qu'il avoit esté mordu, mourut, ayant esté deux jours malade, ne voulant manger ny boyre, craignant l'eau, et la lueur, comme je l'ay entendu à Beffort de Monsieur le grand Maire, du Badaire et autres. Au mesme village mordit aussi Claudot Estiennot, dit le fils de Bejet, et ce en la face et au bras, lequel estant depuis devenu malade, se tourmentoit, et nonobstant qu'il eust soif, craignoit de boyre, toutesfois ayant beu, se mit à tressauter, et mourut le 14 de Juillet, ayant entendement, sans chercher de nuire à personne, vomit du sang devant que mourir comme Claudot Roy, Maire d'Estieffon me l'asseura le premier d'Aoust à Girardmeygnin. Thomas Estiennot, Frere du susdit, fut aussi mordu au bras, mais la morsure n'entamma point la chair.

Des Estieffon, le Loup passa par aupres de Raupach, et approcha un jeune homme, qui gardoit les pourceaux, et n'avoit qu'une baguette; toutesfois ne luy fit rien, encores qu'il s'arrestat. Iceluy print garde qu'il avoit les flans et la queüe pelée, et voyant la peau, a recogneu que c'estoit le Loup qu'il avoit veu. [17] Iceluy sur le soir, entendant que le Loup avoit endommagé des personnes, tomba en telle frayeur, qu'il ne pouvoit manger.

Vendredy à l'aube du jour, le Loup vint à Veseloy, dit en Alleman, Vvisenwaldt, trouve Richard Neurat, qui sortoit de sa maison, n'ayant que son haut de chasse. Luy n'y prenant point garde, le Loup se jetta contre luy, met les pattes sur les espaules, le mord au visage, en la machoire gauche, imprimant les dens profond, le mord aussi au bras gauche, et luy fait deux grandes playes, l'esgratigne fort par les bras, des ongles, la femme du susdit survint avec une eschinne de bois contraignit le Loup de lascher son mary. Maistre Michel Badaire de Beffort le traictoit. Le 13 de ce mois je l'ay veu avec Maistre Richard Cler, ses playes n'estoyent encores toutes consolidées, et se portoit bien, il venoit du village. Le Mercredy, 15 de ce mois, je le fus veoir, en l'Eglise dicte Brasse, devant Beffort (c'estoit le 21 jour depuis qu'il avoit esté mordu) là où on l'avoit mené enchainé, luy parlant, me respondit avec raison, en priant Dieu, qu'il luy fit la grace de ne faire mal à personne, et qu'on ne luy fit mal, disoit qu'il estoit devenu malade. Le jour precedent[49], en retournant de chez le Badaire, en son village, qu'il avoit eu grande soif, et que nonobstant, qu'il eut cherché de l'eau, [18] qu'il ne l'osa, ny

49 Corr. de *precedant.*

peut boire, encore qu'il en print dedans son chappeau. Estant dedans l'Eglise priant qu'on ostast l'eau, qui y estoit d'ordinaire. Il plaignoit tout le corps, et la region de l'estomac. Moy luy presentant ung bassin d'eau, avec d'Anagalis, ou Morgeline, avoit tel estonnement et frayeur, qu'il se cachoit. On eut peine de luy faire boire, toutesfois l'ayant prié, il se fit boucher les yeux, et en beut avec grande horreur, puis quelque peu apres, la regorga toute, avec un grand ver, et disoit qu'il se portoit mieux. Il mourut la nuict suyvant estant encores enchainé en l'Eglise, mais il demanda souvent apres moy.

Dés Veseloy le Loup vint à Meru de grand matin, et rencontre les deux serviteurs du Maire, mord le plus grand, nommé Claude, sur la nucque du col, et au bras. Et iceluy le tint long temps embrassé, en appellant son maistre, mais devant que le maistre vint avec un espieu, fut contraint de le lascher. Maistre Richard Cler a veu les morsures. Lequel en Aoust 22 ainsi que je passoye par Beffort, me dit que ledit Claude avoit esté le jour precedent à Beffort, et qu'il luy sembloit que l'entendement luy estoit un peu devenu debile. Septembre 29 passant par Meru, j'ouy dire qu'il se portoit encores bien.

Dés Meru, en tirant contre Sevenan, le [19] Loup passa aupres de Mouvaux, où il fut veu par une femme puis vint vers Sevenan, le Soleil estant levé, village qui n'est gueres loing de Tretudan, où il y avoit une porchiere gardant les porcs, laquelle fut extremement effrayée, combien que, par cy devant, ayant veu divers Loups, n'avoit eu peur. Elle s'enfuit avec ses pourceaux au village. Le fils de Guenin Courtot, dudit Sevenan, avec d'autres faucheurs, partans du village, rencontrent le Loup, luy, comme le premier, le frappe et blesse un peu de la pointe de la faux, qui rompit, et ainsi que le Loup se dressoit contre luy, les chiens le saisirent par derriere, les autres l'assomment. Estant tué, on trouva que c'estoit une vielle Louve rouge, à laquelle les dens estoyent usées, qui avoit les flancs et queuë pelée, n'ayant rien dedans l'estomac, mais dedans les tetins, du laict ; la peau fut portée et veüe à Montbeliart.

Voyla l'histoire estrange de la Louve, qui a blessé et mordu douze personnes, en vint-quatre heures, en divers lieux et villages, ayant faict en peu de temps grand chemin et dommage, car des susdits, neuf en sont morts avec grandes miseres. Il reste d'ajouster, ce qui est survenu presque en un mesmes temps, en la Conté de Montbeliart, et és lieux voysins, à cause des Loups.

[20] L'an 1590 en Juillet 7 et 9 prés de Beffort, sur les Frontieres d'Essar, un Loup a voulu assaillir ceux qui menoyent la charrue, d'honnestes hommes Jean Richard Siney, comme l'a asseuré son fils Thibaut, en presence de Monsieur Jean Cler, Chanoine, disant y avoir esté avec d'autres. De mesmes disoit, que leur serviteur avoit rencontré un Loup vers l'estan d'Offemont, et avoit esté contraint de se sauver sur un arbre.

L'an 1590 en Juillet 10 un Vendredy, un honneste Marchant Pierre Vallot, dit Friscote, Bourgeois de Beffort, rencontra en retournant d'Hericourt, aupres de Bayvillier, deux Loups, desquels l'un se voulut jetter contre luy, mais il se deffendit, avec une hachotte qu'il avoit, tellement que le Loup se retira. Il estoit fort laid, et tout pelé. L'autre ne se bougea.

L'an 1590 en Juillet 11 sur le matin, vint un Loup de Eschenaut (comme on dit) à Chagey, Seigneurie d'Hericourt, jette par terre la femme de Renaut Maubille, la mord au bras gauche, et au doigt index de la main gauche, luy faict playes, la blesse aussi un peu à la teste, elle fut secourue par son mary, Maistre Jean d'Argent, d'Hericourt, excellent Chyrurgien qui l'a medicamenté et traicté, m'a recité ses blessures[50], et de plus faict entendre, que le 20 [21] du mois d'Aoust elle vint vers luy toute effrayée, pource qu'on luy avoit fait entendre, que Perrin Romont d'Abre estoit mort, lequel elle trouva chez luy. Depuis devint malade, ayant tousjours bon entendement, ne faisoit que dormir, et mourut le 22 d'Aoust, qui estoit le 41 jour depuis qu'elle avoit esté mordue.

Dés Chagey le Loup alla à Luse, d'où il fut deschassé, et vint à Coutenant, et puis à Coisevaut, où il voulut assaillir un jeune homme, nommé Pierre Robert, qui gardoit le bestial, lequel le chassa.

Dés Coisevaut, le Loup se transporta en certain endroit du finage de Campey, où y avoit de gens, et entre autres Antoine Vallot, dit le Mounier, lequel chargeoit un chariot, le Loup assaut un poulain lequel estoit prés de la Jument, sa mere, lequel il mordit fort. Le poulain n'ayant esté traicté, d'autant qu'on voyoit qu'il n'y avoit esperance qu'on le peut guerir, fut tué, le 27 de Juillet. La Jument ayant perdu son poulain hanissoit et couroit d'un costé et d'autre, tellement qu'on eut doubte qu'elle ne fut enragée, partant fut liée en un pré, puis elle se detaschea. Le 29 de Juillet fut trouvée morte dedans le village, en

50 Corr. de *blessurse*

un petit bourbier. Or ainsi qu'Anthoine Vallot voulut secourir son poulain, et le recouré du Loup, le Loup se jette contre luy par derriere, et luy avalle la [22] peau de la teste, depuis une oreille jusques à l'autre, laquelle estoit deschirée en plusieurs parties, qui furent recousues, par maistre Jean d'Argent, et se reprindrent ensemble. Lequel m'a raconté, qu'il avoit neuf playes, en la teste, qu'il avoit esté fort mordu aux[51] deux bras, et és deux mains, et avoit plusieurs playes en chacune. Et avoit esté fort mordu au genouil droit, avec playes, comme aussi en la jambe gauche, à costé de la gréve, brief qu'il avoit un[52] trente playes. Or il faut noter[53], qu'ainsi que le Loup se voulut jetter contre son visage, qu'il l'embrassa, et le renversa par terre, le miz sous ses genouils, et luy fourrant le bras en la gueule, le tint longtemps souz luy, tellement, qu'il ne souffloit quasi plus, et ne vouloit lascher le Loup. Cependant, il apperceut deux femmes, qu'il pria luy venir en ayde, ce qu'elles firent, et venant avec des paux, ayderent à l'assommer. Ceux qui estoyent aux champs, voyant le Loup, s'en estoyent courus contre le village. J'ay veu le susdit à Montbeliard, le 26 de Juillet, avec la peau du Loup, qui avoit de belles dens, la queüe estoit quasi pelée. Il se portoit bien, mais disoit qu'on luy faisoit peur, et donnoit crainte de devenir malade, à cause des morsures. Mon Tresillustre Prince[54] luy fit donner de l'eau d'Anagallis à fleur rouge, qu'on appelle en Allemant Banchheil, herbe [23] fort recommandée, pour empescher la rage. Je luy ay donné du Methridat, et Theriaque, pour user. Depuis Maistre Jean d'Argent m'a raconté, que le Lundi dixiesme d'Aoust, qui estoit le 31 de sa maladie, revenant de la charue, se pourtant bien, en voulant disner, on luy dit, qu'un bœuf avoit crevé un sien poulain, sur quoy il se mit en grande colere, s'en va trouver une femme à qui appartenoit le bœuf, estant retourné et voulant manger, ne peut manger que deux ou trois morceaux, puis ne mangea[55] de tout le jour, ny le Mardy suyvant, avoit soif, mais ne pouvoit boire pour l'horreur de l'eau. Le mardy ainsi, qu'il luy pensoit donner de la conserve de Buglosse, il la rejetta de la main, comme aussi de l'eau qu'il luy pensoit faire boire. Finalement il advertit ses gens qu'il n'y avoit

51 Corr. de *au*

52 Sans doute une coquille pour *eu*

53 Corr. de *norer*

54 Entendre Frédéric de Wurtemberg qui fut investi du comté de Montbéliard de 1581 à 1593. Voir intr. p. 11 n. 14.

55 Corr. de *manga.*

plus d'esperance, qu'il peust eschapper, et qu'on print garde à luy. Il sangloutoit tousjours, plaignant qu'il avoit un lopin qui luy montoit, disoit n'avoir douleur de teste. Le Mercredy print courage de prendre ce qu'il luy avoit conseillé (encores qu'il n'y fut present, ce qu'il n'avoit voulu faire le Mardy) à scavoir de la Theriaque, et Mithridat, que luy avions par cy devant donné, et de l'eau d'Anagallis, environ une heure apres, vomit abondance de matieres jaunes et vertes, puis apres demanda à manger, mais il [24] revomit tout, et beut avec une cruche de terre, afin de ne voir l'eau. Il fut marry de ce qu'on avoit parlé de l'enchainer, disoit qu'il ne vouloit faire mal à personne. Il avoit bon entendement, et prioit Dieu. Depuis le midy disoit qu'il brusloit en la poictrine, et en la teste, sur laquelle il se fit jetter beaucoup d'eau froide. Les playes, mesmes celles qui estoyent fermées, devindrent livides le Mardy, ce que luy donna aussi grande apprehension, puis se levarent quelque vesies, qui apres devindrent noires. Avant que mourir une demie heure perdit la parole, et mourut le mercredy au soir.

L'an 1590 en Juillet 13 un Lundy au soir, à Chalonvillart, un Loup entra en la maison de Jaques Prevost, et se voulut jetter sur les personnes, mais les chiens qui y estoyent l'engarderent.

L'an 1590 en Juillet 18 aupres d'Oye, un Loup s'arresta aupres des veaux sans tascher de leur nuire, comme le virent aucuns de Beffort, revenant le Samedy de Montbeliart, fut veu aussi par la femme du Forestier, qui est à Oye, qui appella son mary, mais ainsi qu'il le voulut tirer, il s'en alla. Il m'a monstré la place. D'avantage il dit que le 2 de Juillet un Loup estoit passé, joignant Oye, par aupres des pourceaux, sans faire semblant de les vouloir attaquer.

[25] L'an 1590 en Juillet 29 un Mercredy de matin, en la Conté de Montbeliart, un Loup vint au Vernoy, d'où il fut deschassé, et s'en alla à Aibre. Assaut Perrin Romont, homme puissant et aagé, qui faisoit le guet, ayant un Espieu en la main, duquel il luy donna en l'espaule, mais il ne le blessa point, d'autant qu'il n'estoit aigu, et se courba par le milieu, comme Maistre Legier Grymoult l'a rapporté et a veu l'Espieu. Le Loup se rejetta et lança contre luy, lequel ayant failly à le frapper, cheut à terre, fut fort mordu, et blessé en la teste, avec plusieurs playes, fut aussi mordu au haut du bras droict prés l'espaule, avec trois playes, desquelles l'une estoit souz le bras. Maistre Jean d'Argent l'a traicté, Maistre Pierre Borne l'a veu. En Aoust, 25 un Mardy, le susdit Perrin Romont devint

malade et c'estoit le 28 depuis qu'il avoit esté mordu. Il se trouva mal en l'estomac et en la teste, puis le lendemain manda querir Maistre Legier Grimault, lequel trouva qu'il avoit bon entendement, avec desir d'estre consolé par la parole de Dieu. Maistre Jean d'Argent m'a escrit, que le Dimanche, il avoit esté vers luy, pour le rabiller, et que depuis ayant entendu la mort de la femme de Chagey, laquelle on disoit faussement estre morte, avec grande fureur, et que moy-mesme estoye devenu malade, en grand danger de mort, pour avoir [26] esté aupres de celle d'Allundan, et receu son halaine, entra en telle tristesse, et apprehension, et peur qu'il tomba le Mardy malade, et le fut fort jusques au Vendredy, qu'il le fut voir, et le trouva se porter un peu mieux, mangea quelques souppes, sans toutesfois humer le broüet. Il luy sembloit, que s'il pouvoit boire qu'il se porteroit bien, mais il ne peut boire. Il mourut le Dimanche d'Aoust 30 paisiblement, et avec bon entendement.

Ainsi que le Loup eut abandonné le susdit Perrin Romont, pour le secours qui survint, en s'en allant, rencontre la femme d'Embert sur l'eau, laquelle portoit une seille pleine d'eau, qu'elle vuida pour se deffendre, tellement qu'il passa devant elle sans l'endommager.

Au dit Arbre, le chien de Visot, Maire d'Aibre, defendit et conserva l'enfant du Maire, et d'autres, qu'ils ne fussent mordus, se combattant fort avec le Loup, duquel il fut mordu. Mardy onziesme d'Aoust, le chien se voulant jetter contre un homme, qui gardoit le bestial fut tué, comme on me l'a raconté.

Dés Aibre, le Loup vint le droict chemin de Regnan, rencontre le fils d'Embert Tournier d'Abre, Maire d'Hericourt, qui retournoit du Moulin de Regnan avec une jument. Le garçon voyant le Loup, abandonne sa jument, [27] et s'en retourne vers le moulin, en fuyant, apperceut que le Loup avoit sa geulle contre la jument, laquelle s'en retourna seule vers sa maison. Le garçon se sauva dans le moulin, criant : « voicy le Loup », sur quoy la monniere ferma l'huis.

L'onziesme d'Aoust un Mardy, qui estoit le 14 jour que la jument avoit esté mordue, sans qu'on y eut prins garde, estant à la charue, elle se trouva mal. On pensoit qu'elle eut mal au ventre, ou les vives, tellement qu'elle fut recherchée derriere les oreilles, et revisitée, mais on ne trouva qu'elle eut ny l'une ny l'autre maladie. Elle fut conduite à la maison, et fut liée et empestrée, elle se tourmentant terriblement. Le Mercredy, apres s'estre tourmentée toute la nuict, et estant lassée, le maistre remarquant qu'elle estoit enragée, la fit sortir et la mena aux champs où elle mourut, et fut enterrée, de peur que quelque beste n'en mangeast.

Apres que le Loup eut lasché la jument, depuis le Moulin de Reignan, il print le droit chemin de Regnan, à main droicte de l'Eschole, et de la Fontaine[56], montant le grand chemin, où ainsi qu'il passoit, un jeune homme luy jetta tant de pierres, qu'il le deschassa, et print le droit chemin d'Ischan, village distant de la ville de Montbeliart, de trois quart d'heu-[28]re. Se jetta de furie contre la servante de Jean Bourbon, qui estoit apres à mener les bœufs dehors. C'estoit environ les huict heures de matin. Le Loup la detira seulement par ses habillemens. Les deux fils de Jean Bourbon le deschasserent, neantmoins, comme ils disent, il rentra pour la seconde fois au village, et se voulut jetter sur les enfans de Claudin Mercier, qui cueilloyent des prunes ou beloses (comme on les nomme en ce quartier) en un vergier, mais il fut engardé par Guenin Bourbon.

Apres il assaillit un enfant, d'environ 15 ans, qui estoit devant sa maison, qui tenoit une espée, qu'il ne peut desgainer, il se nomme Jacques, fils de Janne Vaissau, il le mordu au derriere de la teste, et vers la temple, lui faisant diverses playes, et le blessa un peu sur le sourcil. Je l'ay veu plusieurs fois, et mesmes incontinent apres la morsure, chez Maistre Pierre Borne, où il se faisoit penser tous[57] les jours. Nous l'avons fait laver avec eau salée, brusler avec huille, faict user de Theriaque et Methridac, avec eau d'Anagallis, bagner, suer, fait ordinairement user de la pouldre de J. Palmier[58], de Pimprenelle[59], d'Anagallis,

56 Pourrait-il s'agir de la fontaine de Lougres (à une dizaine de km de Raynans) dont Bauhin, dans les années suivantes, serait chargé d'examiner les eaux réputées miraculeuses et sur lesquelles il rédigerait un ouvrage avec Pierre Corcol de S. Mauris : *Histoire ou plustost un simple et veritable recit des merveilleux effects qu'une salubre fontaine, située au comté de Montbéliard et seigneurie souveraine du Chastelot .... a produits pour la guerison de plusieurs malades en 1601*, Montbéliard, J. Foillet, s. d. ?

57 Corr. de *tout.*

58 On attribuait à la poudre de Julien de Paulmier (médecin parisien, ami et disciple de Jean Fernel) des propriétés préventives et curatives, pourvu que les morsures de l'animal enragé ne soient pas dans des parties au-dessus de la bouche et que les plaies n'aient pas été lavées avec de l'eau froide (voir Bauhin, 63). Cette poudre se composait de feuilles de rue, de verveine, de sauge, de plantain, d'absinthe commune, de menthe, d'armoise, de mélisse, de bétoine, de mille-pertuis, de petite centaurée et de polypode en parties égales, qui avaient été cueillies au mois de juin et séchées séparément à l'ombre avant d'être réduites en poudre. Voir J. de Paulmier, *De morbis contagiosis libri septem*, lib. V, cap. 3 (Paris, D. Du Val, 1578, p. 277). Cette poudre fut très longtemps en usage pour le traitement de la rage.

59 Corr. de *pimpernelle*

estuver les playes, et fait user d'Aigyptiacum, et emplastres convenables, ordonné qu'il usast de la pouldre, recommandée au livre de Monsieur le [29] Duc de Wirtemberg[60]. Sept. 3 luy avons fait prendre de la Hiere Diacelequinthides, avec eau de Scordium. Le garçon n'apprehendoit son mal, ny celui des autres, au mois d'Octobre se portoit encores bien.

Le Loup oyant des gens qui crioyent se departit d'aupres du susdit Jaques Vaissau, s'arrestant aucunesfois, jusques ceux d'Ichan le chasserent, par le travers des champs, et des bois, en menant grand bruict, et criant apres, et le poursuyvant, tellement qu'il passa l'eau à Alundan, et au village, il entra en la maison de Pierre Megret, par la porte de devant, mordit un porc (qu'on tua) puis resortit, rencontra l'enfant de Vienot Martelot, qui estoit en la Grange, qui fut defendu par un chien, qui saisit le Loup, et le secoüa bien. J'ay veu le chien, qui estoit beau et puissant, et se portoit bien le 25 d'Aoust. Je leur conseillay d'enchaisner le chien, puisqu'ils ne le vouloyent tuer, et luy donner bien à boire et à manger.

Le Loup depuis là, rencontre la femme de Jean Boullot, de moyenne aage, qui sortoit de sa maison, se jette contre elle ; on m'a monstré la place, luy deschira et gatta le visage, avec trois playes, en la joüe droicte, l'une profonde, et penetrante en la bouche, luy mordit aussi le bras, avec grande meurtrissure, et contusion. Je l'ay veu chés Maistre Pierre Borne [30] Chirurgien, par plusieurs fois, lequel luy lava les playes, avec eau et sel, les brusla toutes avec huille bouillante, puis mit de l'Egyptiacum, print Theriaque, et bon Mithridat, avec eau de Scordium, a usé ordinairement de la poudre de Monsieur J. Paulmier, de pimprenelle[61], d'Anagallis. Quelque temps apres a prins de la hiere diacoloquitides, qui l'evacua bien, et se trouva fort allegée, a souvent sué et baigné, on luy a estuvé les playes avec Angelique, et autres. On luy mettoit emplastres composez pour la morsure. Elle s'est bien trouvée jusques au 13 d'Aoust, auquel jour, ayant entendu la mort d'Antoine Vallot, dit Monnier de Champé, tomba en telle frayeur, qu'elle perdit courage, et bonne esperance, qu'elle avoit au paravant de guerir, disant qu'elle mouroit aussi. Le 14 d'Aoust,

60 Frédéric de Wurtemberg s'intéressait surtout à l'alchimie, ce qui l'amena à faire des expérimentations dans le petit atelier qu'il avait aménagé dans son château. Selon R. Cuisenier (« La vie à la cour des princes de Wurtemberg-Montbéliard au XVIe siècle d'après les inventaires du château », *Société d'émulation de Montbéliard*, vol. 86, n° 113, 1990, p. 128), on y aurait trouvé « deux fourneaux à experiences en cuivre et deux fourneaux de terre pour fondre ». Nous n'avons aucune connaissance d'un livre sur ses expérimentations ou sur les recettes évoquées ici par Bauhin.

61 Corr. de *pimpinelle.*

fut encores de matin à Montbeliart, toute effrayée, se fit penser, et print encores de la poudre, puis retourna au village. Le 15 d'Aoust, apres disner, estant accompagné de Jeremie Borne, je la fus voir à Alundan, où la trouvay au lict souspirant et plaignant le cœur, comme ils appellent, qui est la region de l'estomac, luy demandant dés quand elle se trouvoit mal, elle respondit que c'estoit dès le jour de devant au matin, qu'elle sentit la teste eslourdie, puis que les membres luy commencerent à faire mal, depuis n'avoit beu ny [31] mangé, ne se plaignoit d'aucune chaleur excessive. La langue estoit belle, pleignoit encores la teste, à laquelle douleur elle estoit subjette, elle prioit Dieu, et se preparoit à la mort, sans espoir d'en pouvoir eschapper. Et l'ayant prié de prendre encores un bruvage, se laissa persuader, et s'assit au lict, et l'ayant prins par la main, et commencé à boire, soudainement avec furie le voulut jetter au loing, tellement que la plus grande partie fut espanchée. Luy ayant fait apporter de l'eau fraische, pour reinçer la bouche, d'une furie la poussa au loing, et l'espancha, et tourna son visage, le cachant, depuis faisoit des grands souspirs et priant qu'on la laissast à repos, voulut veoir la fille de son mary, la voyant pleurer fut fort contristée, et ne voulut qu'on touchast à ses playes. À ce que j'entens, le soir elle tomba en telle furie, qu'elle se leva, et print son oreiller et chassa son mary, viel homme, puis se remit sur le lict, frappant sa poictrine, et disant qu'ay-je voulu faire. Environ les quatre heures du soir, elle se mit à vomir jusques à la mort, vomissant du commencement des matieres rouges comme sang, puis des blanches. Le Dimenche matin, Jeremie Borne la fut veoir, elle avoit encores bon entendement, l'estomac luy bondissant. Le matin elle print la main d'un des anciens, la serrant, sans toutesfois tas-[32]cher de luy nuire. Elle mourut le Dimanche au soir, environ les quatre heures, ayant tousjours bon entendement, à ce que j'ay entendu de Monsieur Jean Vervier. Lundy matin, ainsi qu'on retournoit de l'enterrer à S. Gelin, ceux d'Alundan virent aupres d'Alundan deux Loups, qui s'enfuirent ayant crié apres eux.

Apres que le Loup eut mordu la femme de Jean Boulloy susdit, passant par le village d'Alundan, mordit aussi Françoise Martelot, femme de Jean Gogey, dessouz le bras, et l'espaule, luy ayant faict contusion. J'ay veu ladite Françoise, chés Maistre Pierre Borne.

Depuis le Loup trouva audit village Thybaut Gogey, qui avoit un espieu, l'assaut au visage, le mord au front, faisant un petit pertuis le blesse aussi un peu à la lévre. Je luy ay fait laver par Maistre Pierre Borne, les playes, et brusler avec un fer chaut. Puis mettre de l'Egyptiacum dedans. Je prins de l'Anagallis seiche, et eau d'Anagallis, que mon tresillustre Prince luy fit donner par moy.

Le Loup ayant lasché le susdit Gogey, trouva Gerard Mannot, Boiteux, apprentif de Maistre Perrin, cousturier de Montbeliart, devant la maison de Plunbeu, au susdit Alundan se jetta sur luy, et le fit tomber parterre, et l'esgratigna un peu derriere l'oreille, comme je [33] l'ay veu, et conseillé se laver avec urine[62]. Estant chassé des femmes et chiens, tira au bois de Barresau[63], et fut poursuivy par les chiens et par plusieurs personnes, où Henry Cuenin d'Ischan passa l'eau, pour gaigner le devant, et trouva que le Loup estoit arresté dessouz un Chesne, lequel se jetta contre luy, mais il luy donna deux coups de baston, et ainsi que le Loup se jettoit derechef contre luy, son compagnon Guenin Bourgon luy donna avec un vauge ou serpe, ayant un long manche, un tel coup, qu'il l'assomma. Ils disoyent que le Loup passoit parmy le bestail, sans l'attaquer. Ils apporterent le Loup tué environ le midy, lequel à mon jugement, estoit vieux, les longs poils estoyent tombez. Je fus d'advis qu'on l'enterrast, ce qui fut fait.

À ce que j'ay entendu par Jean d'Argent Chirurgien, un Loup vint dedans Brevillier, village de la Seigneurie d'Hericourt. Les gardes du village furent mis en prison, pource qu'ils avoyent laissé entrer le Loup.

En Aoust 3 un Loup vint à Hericourt, et approcha bien prés du portier, sans qu'il l'apperceust, estant dechassé, retourna le lendemain, et fut veu prés de la ville.

Le 12 d'Aoust, les garçons et serviteurs des laboureurs de S. Marie, village de la Conté de Montbeliart, s'allarent coucher ensemble, en [34] la loge de Claude Galle, pour aller de bon matin en compagnie avec leur bestial, à la relevée, d'autant qu'ils n'osoyent y aller seuls, pour le bruict des Loups, notamment, pource que ledit jour un personnage de marque avoit asseuré en passant par S. Marie, que deux Loups avoyent blessé deux filles de Bourgongne, sur le chemin de Montbeliart. Sur quoy ladite nuict, il y eut un grand bruict, et arrassement des chiens, contre un Loup,

62 Depuis l'Antiquité, on attribuait à l'urine toutes sortes de propriétés (apéritives, atténuantes, résolutives, antiseptiques). À la Renaissance, on l'utilise fréquemment pour nettoyer les plaies et faciliter la cicatrisation. Voir le Dr Cabanès, *Remèdes d'autrefois*, Paris, 1910, p. 26-34.

63 Ce bois, autrefois situé près d'Allondans, est aujourd'hui disparu.

audit village de S. Marie, tellement que les chiens foulez par ledit Loup, se retirerent à sauveté où ils pouvoyent. La chienne de Claude de Thou poursuyvie, se vint rendre où estoyent les garçons du village, qui estans sur pieds et estonnez, l'un d'iceux nommé Claudin Bourgeois, ayant ouvert la porte de la loge au chien, sentant venir le Loup, luy darda une vielle javeline, puis ferma la porte. À l'aube du jour, Genot Roffel allant à la purgée d'un poirier de moisson[64], qui est en un vergier, derriere la maison de Rique, passant au travers du village, vint sur le fumier de Jean Perissier, Maire dudit S. Marie, où il y avoit un Loup couché, il commença à crier au Loup, lors voicy arriver les chiens, qui le chasserent au bas du village, où à l'instant arrivarent les garçons et Glaudin Bourgeois, qui l'enferra d'un viel espieu en la teste, à l'endroit des aureilles, et le tenoit contre la terre, fut ai-[35]dé par Claude Bourrellier, lequel y estoit accouru avec une presse, ou levier, luy donna un grand coup sur la teste, et l'assomma. Incontinent le Maire dudit S. Marie envoya vers son Excellence ces deux qui avoyent tué le Loup pour entendre ce qu'elle commanderoit d'en faire, qui fut, de l'enterrer, comme a esté fait. Voilà ce que m'a rescrit Maistre Jean Vervier, conferme au recit des paysans.

Ce que s'ensuit m'a esté aussi escrit par Maistre Legier Grymoult : c'est que le Jeudy, 13 d'Aoust, deux Loups se trouverent en la fin de Desandan, bien au deça du murot, du bout de l'estan, environ quatre heures apres Midy, la femme de Collin Bourg, de Desandan, estant là, s'enfuit vers Desandau, courant et criant. Les deux dismeurs, Jean Gallot et Estienne Bruillart, qui y estoyent aussi, virent aller les Loups vers un bois, nommé la Chaux[65].

Le vendredy 14 Gueninot Megnin, et Colin Bourg, allans à Hericourt, trouverent deux Loups vers Abre : Colin avec son espée les deschassa, mais ils[66] ne le craignoyent gueres.

Le mesme jour, Jean Louvet de Desandan venant du Moulin de Regnan, ayant son espieu trouva deux Loups aupres du murot, du bout de l'estan, comme on vient à Desandan, il les deschassa à coup de pierres. Le Samedy 15 d'Aoust environ neuf heures, le gros Perrin d'Aibre, à [36] tout son espée nue, chassa un Loup au bas de la plaine d'Alundan, comme on va à Montbeliart, lequel se perdit en une ragée. De là s'en

64 Ce poirier donne un type de poire que Bauhin identifie comme la *pira lardina*. Voir *Historia plantarum universalis*, 3 vol., Ebroduni, s. n., 1650-1651, vol. 1, p. 40.

65 Ce bois, autrefois situé près de Désandans, est aujourd'hui disparu.

66 Corr. de *il*

alla vers le bestial de S. Susanne, le bergier le voyant, monta sur un arbre. De là, comme on dit, le Loup tira contre Courcelle. Le Jeudy, 20 d'Aoust, Gros Jean, et Jonas son frere, de Desendan, trouverent deux Loups au chemin de Desandan, à Ischan. L'un des Loups les vint trouver au devant du chemin, la gueule ouverte, eux ayant chacun sa faulx en la main, le Loup entra en une ragée fort espesse. Lesdits Loups, un peu apres, allerent à Semondan, vers le bestial, et prindrent un petit porc, qui estoit à Jean Noé Nardin de Semondan.

En Aoust 16, ainsi que les paysans estoient en grand nombre à Seloncourt, dansans, fut veu un Loup non gueres loing, et qui plus est, remarquable. Un jeune compagnon qui avoit esté à ces danses, apres souper, s'estant couché en un vergier, fut soudainement trouvé mort.

En Aoust 16 selon le Calendrier nouveau, et suyvant le viel, le 6 comme il m'a esté asseuré, prés de Mattay, en un bois, fut trouvé un Loup qui grattoit, hurloit, et sautoit. Il fut tiré par honneste homme, Nicolas Feloin, mais il ne s'en bougea. Fut aussi tiré et attaint par Pierre Goge.

Il avoit pour une fois mordu sept bestes [37] à corne, tué une, sans en manger. Il en a aussi mordu d'autres. Monsieur de Vallengin, Seigneur de Mattay en partie, n'a voulu qu'on aye mangé de la beste tuée, et ce fort prudemment, comme aussi il a fait brusler les bestes mordues, et separer des autres.

En Aoust 19 j'ay parlé à des gens qui avoyent rencontré sur les six heures du matin, prés d'Alundan, un Loup, que les chiens deschassoyent.

En Aoust 17 Honneste homme Jean Bardot allant à Desle, rencontra un Loup, lequel se retira incontinent, luy, en passant, en advertit ceux de Fesche, qu'il avoit veu un Loup, dont s'esleva un faux bruit, qu'il avoit combattu avec un Loup.

Aupres d'Alenjoye, un des Maires voyant deux Loups, monta sur un poirier, dessouz lequel les Loups s'arresterent.

M. Pierre Grymoult escrit à son Pere, du 21 d'Aoust, qu'en un village proche d'Aubure, qui est de la Seigneurie de Richenvier[67], appartenante à nostre Tresillustre Prince, un Loup a blessé un homme, et fait grand dommage au bestial.

67 La seigneurie de Riquewihr, dont la ville éponyme était le chef-lieu, comprenait les villages d'Aubure, de Beblenheim, de Bilstein, d'Hunawihr, de Mittelwihr et d'Ostheim. Voir P. E. Tuefferd, *Histoire des comtes souverains de Montbéliard d'après les documents authentiques. Suppléments, notes, éclaircissements et documents*, Mémoires de la Société d'émulation de Montbéliard, vol. 11-12, Montbéliard, 1877, p. 44.

Je suis adverty, qu'en ce mois d'Aoust, un peu devant que Schiltach[68], ville de Monsieur Ludovic, Duc de Wirtemberg, aye esté bruslée par accident, que des Loups ont voulu desenterrer des corps morts.

[38] En Septembre, 4 à Valentigny, un Loup a mordu cinq pourceaux, desquels l'un estoit à Maistre Claude Bartol, qui mourut incontinent. Le Loup n'en a point mangé, ny emporté.

En Septembre, 5 comme j'entens par Maistre Ponnier Prevost, un Loup est venu vers le bestial de Regnan, et est mort en tournoyant.

L'an 1590 en Octobre, 5 à la Foyre de Montbeliart[69], Maistre Germain Souageot, Curé de S. Cosme, m'a asseuré, qu'environ la S. Jean, un Loup estoit venu en un village prés, nommé en Romain Etembe en Alleman Welch Steinbach, avoit entre autres mordu des Veaux, et qu'il y en avoit qui estoient devenus enragez, et qu'on tenoit que ce Loup estoit tiré contre nos quartiers.

Ainsi qu'on imprimoit nostre Histoire de la rage des Loups, j'ay receu une lettre de Maistre Jean d'Argent, Chirurgien d'Hericourt, mon bon amy, laquelle merite d'estre icy inserée, pource qu'elle contient chose fort remarquable, et digne d'estre observée. La teneur est telle :

Monsieur le Docteur,

Suyvant vostre lettre, je vous adverty que Pierre Robert de Coysevant, jeune homme, fut egratigné sur la main gauche, de la patte du Loup, qui mordit feu Anthoine Valot de Champey en un Samedy, Juillet 11. Lequel n'a usé d'aucun medi[39]cament ou remede, ne faisant conte de l'esgratigneure, qui fut incontinent guerie. Mais Jeudy 8 d'Octobre, la main luy commença à faire mal, apres le bras, jusques à l'espaule, et Vendredy 9 dudit mois, il fut surprins de la maladie, comme les autres, ne pouvant boire ny manger, et fut fort tourmenté, jusques environ la minuict, qu'il mourut assez paisiblement en priant Dieu luy vouloir

68 Schiltach en Allemagne.

69 À Montbéliard se tenaient plusieurs foires dont l'origine remontait aux fêtes patronales. La fête d'un saint ou patron attirait une foule de monde. On profita de cette circonstance pour établir autour du lieu saint ou de son voisinage un marché où se traitaient des affaires commerciales de différente nature. S'agirait-il de la foire de saint Michel dont la fête était le 29 septembre ? Lors de l'implantation du protestantisme, les fêtes patronales avaient été reportées aux jours suivants pour en modifier leur signification primitive. Sur les fêtes patronales et les foires, voir C. Roy, *Us et coutumes de l'ancien pays de Montbéliard*, p. 201-210 et 351-352.

estre en ayde. C'estoit justement douze sepmaines moins un jour, depuis qu'il fut esgratigné. Voila tout ce que j'ay peu entendre de la maladie et mort du susdit.

Sur ce me recommande à vos graces, priant le souverain createur vous maintenir en santé.

De Hericourt, ce 5 de Novembre, 1590.

Ces miserables exemples par nous recitez, nous doivent bien donner occasion de prier Dieu, avec deüe repentance de nos pechez, qu'il ne nous punisse selon nos demerites, et ne nous abandonne aux bestes brutes, comme aussi doivent inciter tous ceux à qui Dieu a donné puissance de ne laisser peupler en leurs terres telles bestes nuisantes, et les encourager à mettre à bon escient ordre, qu'elles soyent deschassées et despaïsées, et ce pour la deffence des inferieurs, pauvres et foibles, lesquels sont les plus subjets à estre endommagez des Loups, car comme dit Aristote, liv. 8 des [40] bestes, cha. 5[70] : « La coustume des Loups est d'assaillir les hommes paresseux, et pusillanimes, allans seuls, beaucoup plus tost, que les veneurs ». Si les grands oublient leur devoir, qu'il leur resouvienne de ce qu'escrit Polydore[71], en son premier livre. Que Mempritius, ancien Roy d'Angleterre, n'ayant rien fait dequoy il peust estre loué, apres sa mort, estant à la chasse loin des siens, fut deschiré par les Loups, qui alors abondoyent en l'Isle d'Angleterre. Qu'ils considerent aussi, ce qu'escrit Olaus Magnus, Archevesque[72], que les Loups, durant les grandes froidures, s'assemblent en grand nombre, qui les rend plus cruels et hardis, mettans les habitans des regions froides, en telle peine, qu'ils n'oseroyent aller seuls, et sans estre bien embastonnez, et armez. Et sur tout, qu'ils ayment courir sus, aux femmes grosses d'enfant, pour les devorer. Sur ce propos, le Seigneur Jean de Clamorgean dit en son livre, de la chasse du Loup[73] : « Ce qui attire quantité de Loups en

70 *Histoire des animaux*, liv. VIII, ch. 7, § 1.

71 *Anglica Historia/Polydore Vergil's English History*, liv. I, p. 34 (vol. I, éd. sir H. Ellis, Londres, 1846).

72 Olaus le Grand, *Histoire des Pays Septentrionaus ecrite par Olaus le Grand, Goth, Archeveque d'Upsale, et souverain de Syecie et Gothie*, ch. XVIII (trad. du lat. en fr. par Christophe Plantin, Paris, chez Martin Le Jeune, 1561, p. 197).

73 Jean de Clamorgan, *La chasse du loup necessaire à la maison rustique*, ch. 1 (Paris, Jacques du Puys, 1574, fol. 6). D'autres ont également noté les carnages faits par les loups à l'occasion des guerres. En l'absence de bétail suite à la désertification des villages, les

un pays, ce sont les guerres car les Loups suyvent un camp, pour les carnages, qu'ils trouvent d'hommes morts, chevaux, et autres bestes tuées, et occises[74]. Et ceux qui sont accoustumés[75] à manger de la chair d'homme, à grande peine en veulent ils manger d'autre, et s'ils n'en trouvent de morts, courent sus à quelque jeune laquay ou [41] filles, mesmes aux hommes mal accompaignez, et les mangent ».

L'an 1041 vindrent plus de 150 Loups devant la ville de Constantinoble, lesquels il fallut dechasser par force.

L'an 1148 comme dit Vincent, qui a continué l'Histoire de Sigebert[76], vint un Loup au territoire de Geneve, d'une grandeur et fureur non accoustumée, qui en presence de plusieurs, devora trente personnes, de divers sexe et aage.

Richard Dinot[77], en ses Adversaires, annote de Tite Live, qu'ainsi que les Romains vouloyent resister à Annibal, descendant des Alpes, un Loup entra en leur armée, lequel ayant deschiré ceux qu'il rencontroit, eschappa sans estre blessé. Item, remarque d'Appian[78], qu'alors que Cæsar, Lepidius, et Antonius firent leurs alliances, des Loups coururent par le marché.

Dieu vueille donner aux grands la volonté, le courage, la force, assistance et dexterité, comme il a donné du temps passé au Roi[79] d'Angleterre, pour extirper les Loups, et les empescher de mal faire,

---

loups s'attaquent aux hommes, d'autant plus qu'ils développent un goût pour la chair humaine en se nourrissant dans les charniers. Le mémorialiste Antoine Richart raconte les ravages occasionnés par les loups dans le Laonnois après le siège de Laon (juillet 1594) : « [les loups] ne trouvant aulcun bestial par les champs et affriandez de la chair humaine de plusieurs corps mortz tant durant la guerre famine que pestillence, sortirent des bois et forestz, se jectoient furieusement sur les personnes de tous sexes et aages et les devoroient et mangeoient en plusieurs parties de leurs corps avec grand rage et cruaulté [...] » (A. Richart, *Mémoires sur la ligue dans le Laonnois*, Laon, 1869, p. 487).

74 Corr. de *occise.*

75 Corr. de *accoustumé*

76 C'est-à-dire Vincent de Beauvais qui a utilisé comme source principale de son *Speculum historiale* la *Chronique de Sigebert de Gembloux*, écrite entre 1083 et 1111 par le moine de Gembloux et complétée jusqu'en 1155 à l'abbaye cistercienne d'Ourscamp.

77 Richard Dinot, *Adversaria historica*, § 14, *Centuria* I, *De prodigiis* (Basilea, Perna, 1581, p. 15). Sur la vie de Richard Dinot (Dinoth) et ses écrits, voir Émile V. Telle, « Éloge de Thomas More par Richard Dinot », *Moreana*, 42, 1974, p. 17-20 et Armand Lods, « Les Actes du Colloque de Montbéliard, 1586 », *Bulletin de la Société de l'Histoire du Protestantisme français*, n° 46, 1897, p. 197-215.

78 Cette apparition des loups en ville est vue comme un terrible augure. Voir Appien, *Guerres civiles*, Liv. IV, ch. 4.

79 Corr. de *Rois.*

suyvant la puissance qu'il leur est donnée de Dieu, Genes. 1[80]quand il ordonne que l'homme aye domination sur les poissons de la mer, et sur les oyseaux du ciel, et sur les bestes, et sur toute la terre, et sur tout reptile qui se remue sur la terre.

[42] Item, Gen. 9[81] Que la crainte et frayeur de vous soit sur tous animaux de la terre, et sur toutes volailles du Ciel, avec tout ce qui se meut sur la terre, tous poissons de la mer vous sont baillez entre vos mains.

Levit. 26[82] Si vous cheminez et gardez mes commandemens, et les faites, vous dormirez sans que nul vous espouvante : je feray cesser les mauvaises bestes de la terre, et le glaive ne passera point vostre terre.

Il me semble qu'il est maintenant temps de remarquer ceux qui ont escrit de la morsure des Loups enragez, comme aussi de la cure, et annoter les bestes, qu'on a observé devenir enragées, obmettant cependant l'histoire des Loups garouz, desquels Pline dit, livre 8 chap. 22[83] : *Homines in lupum verti rursumque; restitui sibi, falsum esse confidenter existimare debemus, aut credere omnia quæ fabulosa tot seculis comperimus.* Car nous ne traictons en ce livret expressement que des Loups, qui par leur morsure venimeuse ameinent tant de miseres, comme avons ja monstré, comme font aussi tous autres animaux enragez, desquels ont parlé les suyvans : Cælius Aurelian, au livre troisiesme, des maladies aiguës[84], Matthiol, en son herbier, Valesius Tharanta, en son Philonium, lesquels disent en passant, que le Loup devient enragé. Santes Ardoyn, livre 7 des venins, chap. 2[85] dit [43] suyvant Avic. Can. 4, fen. 6 chapitre[86], de la morsure du chien enragé, que la rage ne vient point seulement au chien, mais aussi à l'homme, et à Adip[87], c'est à dire, une espece de Loup, assavoir

80 Gen. 1, 28.

81 Gen. 9, 2.

82 Lév. 26, 6.

83 Pline, *Histoire naturelle*, liv. VIII, ch. 22 : On a dit que les hommes se changeaient en loups, puis reprenaient leur forme. Nous devons croire que cela est faux, ou ajouter foi à toutes les fables dont tant de siècles ont démontré la fausseté.

84 Corr. de *agues*

85 Santes de Ardoynis, *Opus de venenis*, lib. VII, cap. 2 (Venise, s. n., 1492, fol. 75).

86 Avicenne, *Canon medicinae*, lib. 4, fen. 6, tract. 4, cap. 5 et cap. 6 (2 t., trad. Andrea Alpago, Venetiis, apud Iuntas Venedig, 1595, t. 2, p. 220 et 221). Le médecin perse évoque le cas de la mule qui transmit la rage à son maître en le mordant comme exemple de la contamination possible de l'animal à l'homme.

87 Cette forme est probablement la vocalisation phonétique du mot « loup » en arabe traditionnel.

le Loup cervier[88], et au Loup commun, ce qu'il asseure de sa propre authorité, puis adjouste, par le dire d'autres, que le Renard, la Bellette, et le Mulet, deviennent aucunesfois enragez.

Theophraste Paracelse, en sa grande Chirurgie dit : Il advient aucunesfois, qu'on trouve Loups qui envahissent les hommes et les bestes, les deschirans, mordans, et endommageans, jusques à la mort, et n'est de merveille que Dieu permette cela, veu que l'homme se delecte tant, et prend si grande volupté à la chasse, et y a plus d'amour, qu'à sa propre ame. Toutes choses doivent estre faites par mesure, afin que le bien public ne soit interessé[89].

Aristote, liv. 8 des bestes, chap. 22 et 24 dit que les Chameaux et Chevaux deviennent enragez[90]. Des chevaux, j'en sçay un exemple advenu chés noble Seigneur Eguemont de Rinach, auquel son cheval, en son chasteau de Metrieu, devint enragé, pour avoir esté mordu par un chien enragé.

Aurelian[91] adjouste les Ours, les Leopards, et asnes, annotant qu'on dit, qu'une personne estant un peu blessée par un coq, qui se com-[44]battoit, devint enragée.

Pierre de Abano[92] dit, que les Singes deviennent enragez.

Matthiol parle des Foüines et Martres enragées[93].

Amatus Lusitanus en ses centuries[94], recite une Histoire, de cinq personnes mordues par un chat, et mortes avec cruels accidens.

---

88 Clamorgan, s'appuyant sur Pline (*Histoire naturelle*, Liv. VIII, ch. 22), décrit le loup cervier de la sorte : [ces loups dont les princes portent les fourrures], « s'ils ont prins une beste, et en la mangeant ils levent la teste pour regarder ailleurs, ils oublient leur proye et la laissent là pour chercher d'autre » (éd. citée, fol. 4vo). Dans son *Histoire des Pays Septentrionaus*, Olaus le Grand donne une illustration de cet animal, voir ch. XVIII (éd. citée, p. 196).

89 *La Grand Chirurgie de Philippe Aureole Theophraste Paracelse, [...] traduicte en François par Claude Dariot Medecin à Beaune, Le Tiers Traicté du Premier Livre*, ch. 2 (À Lyon, par Antoine de Harsy, 1589, p. 123-124).

90 Aristote soutient que tous les animaux mordus par un chien enragé attrapent la rage. L'homme, en revanche, ne l'attraperait pas : voir *Histoire des animaux*, liv. VIII, ch. 22, 1.

91 Jacques Dalechamp, *Cælii Aureliani siccensis, medici vetusti ..., De acutis morbis*, lib. III, cap. 9 (Lyon, G. Rouillé, 1567, p. 195).

92 *Traicté des venins de Pierre d'Abano dict Conciliateur*, ch. 66 (trad. du latin par Lazare Boet, Lyon, Jean Huguetan, 1593, p. 89). Sur les sources d'Abano, voir Geneviève Sodigné-Costes, « Un traité de toxicologie médicale : le *Liber de Venenis* de Pietro d'Abano », *Revue d'histoire de la pharmacie*, vol. 83, n° 305, 1995, p. 125-136.

93 Voir Pierre Rigaud, *Les commentaires de P. André Matthiolus, Medecin sienois, sur les six livres de Pedacius Dioscoride*, liv. VI, ch. 36 (trad. du lat. en fr. par M. Antoine Pinet, Lyon, 1620, p. 581).

94 João Rodrigues de Castelo Branco, dit Amatus Lusitanus (1511-1568), médecin juif portugais, auteur des *Curationum medicinalium centuriae septem* (1551-1561) qui connurent

Theophraste Paracelse, en sa grande Chirurgie[95], parle de la morsure des pourceaux sauvages, disant : « Il te faut sçavoir que les morsures des Loups se doibvent curer, comme celles des chiens, et aussi des porcs sangliers, et autres sauvagines, qui sont seulement comprises soubs la morsure du chien en cholere, et non du chien enragé ». Voila ce que Theophraste dit[96], ne faisant mention s'ils deviennent enragez. Quant à moy, il me souvient qu'à Montbeliart, l'An 1584, il y eut un porc privé, enragé, qui fut tiré, avec coup d'harquebouse. Maistre Adam Schneitlin, Chirurgien à Mesevaut, m'a asseuré, que l'an 1563, à Hohen Embs[97], les pourceaux devindrent enragez, pour estre mordus des Loups et chiens enragez, tellement qu'ils se mordoyent l'un l'autre, et fut defendu qu'on n'eust à tuer pourceau pour menger, qu'ils n'eussent esté trois mois enferrez en l'estable.

À Beffort, ils ont eu des bœufs enragez [45] pour avoir esté mordus par un chien enragé, tellement qu'on les attachoit en des vergiers, et les laissoit on ainsi mourir.

Monsieur Theobaldus Fettich, Docteur, excellent Medecin à Wormes[98], escrit à Monsieur le Docteur, Jean Conrad Ratzius, de Wormes, honneste et docte Medecin, mon bon amy, de la rage du pourceau, et des Renards, en ceste façon : « J'ay leu avec admiration, ce qu'avez escrit des

---

plusieurs éditions partielles ou intégrales dans toute l'Europe. Le passage évoqué ici (*Cent.* 7, *Curat.* 65) parle d'un marchand et de quatre autres personnes de sa famille qui, après avoir été mordus par leur chat, furent saisis de terribles symptômes et moururent tous les cinq.

95 *Troisiesme & dernier Traicté de la premiere partie de la grand Chirurgie*, éd. citée, p. 115.

96 *Ibid.*, p. 115-116 : « aussitost que quelqu'un a esté mordu par un chien ou autre beste enragée, la morsure de la rage se communique soudain à la colere (par une certaine proprieté et vertu cachée) laquelle commençant d'entrer en furie, excite des maladies bilieuses de toute sorte. [...] il faut encores observer, que tous ceux qui sont mordus du chien enragé n'enragent pas, mais le plus souvent ils sont surprins d'autres maladies, principalement ceux qui ne sont pas bilieux de nature ».

97 Probablement Hohenems, en Autriche.

98 La vie de Theobald Fettich de Kaiserslautern (Palatinat rhénan) n'a été documentée que de 1510 à 1534. Il aurait étudié à Cologne peu après 1500 et fut admis à l'université de Heidelberg le 30 septembre 1510. Il exerça la médecine à Worms (Rhénanie-Palatinat) et fut médecin ordinaire du noble rhénan, Wolfgang von Affenstein. Membre d'un cercle humaniste, il avait une excellente connaissance de l'hébreu et de l'histoire et était actif dans le monde de l'imprimerie. Érasme chante ses louanges dans la préface à la première édition de la *Géographie* de Ptolémée (Bâle, H. Froben 1533). Voir Konrad Wiedemann, « Theobald FETTICH of Kaiserlautern », in P. G. Bietenholz et T. B. Deutscher, *Contemporaries of Erasmus. A Biographical Register of the Renaissance and Reformation*, Toronto, 1985, vol. 2, p. 25-26.

Loups enragez : j'attens avec grand desir, l'escrit de Monsieur le Docteur Bauhin, touchant les accidens survenus à ceux qui ont esté mordus, j'adjouteray aussi ceci, que vous pourrez raconter à Monsieur le Docteur Bauhin, c'est que mon beaupere, Monsieur Guillaume Rascalon, m'a conté, qu'il y a dix ou douze ans, que prés de Francquefort, le porc d'un paysant devint de soy mesmes enragé, tellement qu'il sautoit contre ceux qu'il rencontroit, les voulant mordre, sans toutesfois qu'on sceust qu'il eut blessé personne. Les amis conseillerent au païsant de tuer le porc, et l'enterrer au prochain bois, ce qu'il fit, mais non assez profondement, car il ne l'avoit couvert que d'un peu de terre. Les renards ayant senty en hyver la charongne, la descouvrirent, et l'ayant mangé, devindrent tous enragez, et assaillirent, et mordirent les autres renards, tellement que grand nombre de renards tom-[46]bant en rage, lesquels en la fin mordirent le bestial, et les jumens, puis les personnes, lesquelles estant mordues, tomberent en une espece d'Hydrophobie, ou peur de l'eau, et moururent plusieurs miserablement, qui fut cause que le magistrat entendant ces miseres, donna permission à tous, d'aller à la chasse des renards, lesquels estant extirpez, on n'a veu depuis chose semblable ».

Combien que toutes les morsures des bestes susdites, enragées, soyent tresdangereuses, si est-ce que celles des Loups doivent estre tresvenimeuses, puis que sans rage, elles sont venimeuses, suivant ce qu'en escrit Jean de Clamorgan, Seigneur de Saave, en son livre, de la chasse du Loup[99], disant : « Il y a une chose qui n'a esté escrite par aucun, au moins que j'aye leüe ou ouy dire, que dedans les rongnons d'un vieil Loup, s'engendrent et nourrissent des serpens, ce qu'ay veu à trois, à voire à quatre Loups : aucunefois à un Loup y a en un rongnon deux serpens : l'un d'un pied, l'autre d'un pouce de long, les autres moindres, et par succession de temps, font mourir le Loup, et deviennent serpens, et bestes fort venimeuses. Et n'est non plus estrange, que de la vipere de laquelle les petis rongent et mangent le ventre de leur mere, et la tuent, estans faits par apres viperes, fort venimeuses. Aussi on voit que la [47] morsure du Loup, receüe au corps de quelque beste, ne se peut

99 Jean de Clamorgan (*La chasse du loup necessaire a la maison rustique*, chp. 1 [Paris, 1574, fol. 6]) attribuait l'origine de la rage des loups à la présence de gros serpents venimeux dans leurs reins. Michel de Tornéry voit dans cette hypothèse un « goût du merveilleux » (*Essai sur l'histoire de la rage avant le 19e siècle*, Paris, 1893, p. 118). Jean Théodoridès explique, quant à lui, que ce sont des nématodes parasites, c'est-à-dire des vers intestinaux parasites, communs aux mammifères (*Histoire de la rage. Cave canem*, Paris, 1986, p. 75).

guerir, qu'à grande peine, à raison d'un venin malin et pernicieux qui y est caché. Et pour ceste cause, la plus part des bestes interessées et blessées, en meurent, ou bien leurs[100] membres et parties tombent toutes pourries, quelque soin qu'on y mette, dont j'ay eu plusieurs de mes levriers blessez, prenant les Loups, qui en sont morts, quelque remede que leur aye peu faire ».

Quant à ce qui est icy dit de la vipere, encores que les anciens ayent esté de ceste opinion, si est ce, qu'il compte de nostre temps, que c'est une chose fabuleuse, et ceste fable est advenue, pource que les viperes, autrement que les autres serpens, *sunt viviparæ*[101], non que les petits rongent leur mere. Quant aux serpens engendrez dedans le Loup, je ne sçay comment on a peu experimenter leur venimosité.

D'autant qu'il est difficile de soudainement remarquer, si le Loup qui aura mordu, est enragé ou non (ce qui se peut plus aisément faire du chien). On pourra user du moyen enseigné par plusieurs[102], pour descouvrir si on est mordu du chien enragé, qui est de mouiller du pain au sang de la playe, et le donner à un chien affamé, s'il le refuse de manger, mesmes qu'il desdaigne le flairer, cela desmontre que la playe est faite par une beste enragée. [48] Davantage plusieurs ont escrit, que si on donne le pain trempé à une poule, et qu'elle le mange, elle mourra. Mais pour certain, dit Ambroise Paré, Chirurgien tresrenommé : « j'ay fait telle experience, toutesfois les poules ne mouroient point[103] ».

Il en y a qui prennent des noix, ou des avellanes broyées, les mettent sur la playe, par l'espace d'une heure, puis les baillent aux gelines, et disent, que si le chien a esté enragé, et que les gelines les mangent, qu'elles meurent en une heure ou environ[104]. Mais ce remede me semble aussi doubteux que les precedens, d'autre part, qui est-ce qui voudroit laisser la playe si long temps, sans cauteriser, ou user d'autres remedes. Rasis[105], cont. 10 cap. 2, dit : « si on verse de l'eau froide sur le corps

100 Corr. de *leur.*

101 [sont vivipares], notre traduction.

102 Notamment Ambroise Paré, qui est repris mot à mot par la suite. Voir *Des venins*, liv. XXIII, ch. 17, in *Œuvres complètes*, éd. J.-F. Malgaigne, 3 vol., Paris, 1841, vol. 3, p. 306.

103 Comme Paré (*ibid.*) qui reprend Avicenne, *Canon medicinae*, lib. 4, fen. 6, tract. 4, cap. 8 (éd. citée, t. 2, p. 222).

104 Avicenne, *Canon medicinae*, *ibid.*, repris aussi par Paul d'Égine, *Opera*, lib. 5, cap. 3 (trad. Ioanne Guinterio Andernaco, Venise, 1554, fol. 147).

105 Rhazès, *Havi seu continens*, lib. X, cap. 2 ; et Avicenne, *Canon medicinae*, *ibid.*

qui est mordu d'un chien, si la peau s'eschauffe, le chien estoit enragé, si elle ne s'eschauffe point, il ne l'estoit point ».

Ayant trouvé peu d'Autheurs, comme j'ay dit, qui ayent particulierement escrit des remedes, contre la morsure des Loups enragez, j'ay recherché les medicamens, tant des anciens que des neoteriques, les plus recommandez contre les morsures des chiens enragez, et autres bestes, suyvant l'enseignement de mon precepteur, Conrad Gesnerus[106], Medecin tresdocte, et tresrenommé, lequel escrit en son livre des animaux[107], que le Loup devient enragé comme le chien, et qu'il porte dommage par sa [49] morsure, et qu'il faut user des remedes, qu'on a accoustumé d'user contre les chiens enragez.

Or pour commencer la cure, celuy qui sera mordu, en attendant qu'il puisse avoir secours de quelque Medecin, Chirurgien, et Apoticaire, qu'il se recommande à Dieu, le priant vouloir avoir pitié de luy, pour l'amour de son fils nostre sauveur, mediateur, intercesseur et seul vray parfaict Medecin, Jesus Christ, et que soudainement use de remedes, car Aece, livre 2. Sermon. 2. chap. 24 dit[108] : « Tous ceux qui sont mordus du chien enragé, si on les neglige ou pense mal, ils tombent en crainte de l'eau, et principalement ceux qui sont remplis de mauvaises humeurs ». Voila qui est la cause que d'aucuns incontinent qu'ils sont mordus, craignent l'eau, et autres liqueurs. Or pour le premier remede, qu'il face une liëur, s'il est possible, au dessus de la morsure, ne la serrant pas trop fort[109]. Qu'il lave promptement les parties mordues, avec de l'urine, les frottant rudement, et laissant sur la playe un linge trempé, ou bien avec l'eau sallée, ou avec de la lexive, ou du bon fort vinaigre, puis qu'on mette quelqu'un des remedes icy apres descrit, et qu'il mange soudainement

106 Conrad Gesner (1516-1565), naturaliste suisse, auteur d'une *Historia animalum* qui contient des centaines de descriptions zoologiques de quadrupèdes, amphibiens, poissons et oiseaux classées par ordre alphabétique. C'est sous sa direction que Jean Bauhin a étudié la botanique à Zürich. La correspondance des deux hommes, publiée en 1594, est parvenue jusqu'à nous grâce aux soins de Claude Longeon : Conrad Gesner, *Vingt lettres à Jean Bauhin fils (1563-1565)*, trad. Augustin Sabot, Saint-Étienne, 1976.

107 Conrad Gesner, *Historia Animalium*, lib. 1, *De Lupo* (Tiguri, 1551, p. 728).

108 Aetius Amidenus (Aèce d'Antioche), *Constructæ ex veteribus medicinæ tetrabiblos*, tetr. II, serm. 2, chap. 24, in Henri Estienne, *Medicae artis principes, post Hippocratem et Galenum*, col. 260 (Genevae, Huldrichi Fuggeri typographus, 1567). Toutes les identifications des références à Aèce proviennent de cette traduction en latin par H. Estienne.

109 Giovanni de Vigo, *De Vigo en françoys. La practique et cirurgie de excellent docteur en medecine Maistre Jehan de Vigo…*, liv. 3, trait. 2, ch. 4 (trad. du lat. en fr. par Nicolas Godin, Paris, Arnoul Langelier, 1542, fol. 226).

un aulx, avec un peu de pain, et boive un peu de vin, c'est un souverain remede, dit Ambroise Paré[110]. Ayant fait cela, cerchera en dili-[50]gence un Medecin, ou un Chirurgien, ou un Apoticaire expert, qui avec discretion des parties, scarifiera tout au tour des parties mordues, et tout ce qui sera entamé, mettra ventouses, avec feu ou sangsues, puis bruslera avec fer chaut, remede fort loüé et recommandé.

Si les personnes estoyent tellement delicates, qu'elles[111] ne peussent endurer le feu, faudra user de Ruptieres, d'Egyptiacum, de Sublimé de pouldre, de Mercure, et autres medicamens escarrotiques, prenant bien garde sur quelles parties on les mettra, et à la quantité.

Jean de Vigo, Chirurgien bien estimé[112], dit qu'il n'y a meilleure medecine pour les morsures de quelques bestes que ce soit, que d'incontinent brusler la partie interessée, par trois jours, avec de l'huile de Sehu bouillante. Si les ulceres se veulent refermer par trop tost, on les pourra derechef scarifier et cauteriser[113], car il est expedient de les tenir ouvertes jusques à 40 jours, et jusques à 60 comme veut Aece[114], et si les ulceres se referment, les faut rouvrir, disant qu'il est bon de mettre des fueilles de Marrubium, et Anagalis dessus, laquelle est fort profitable, pour ceux qui sont mordus par le serpent, nommé Cerastes. Il faut estuver l'ulcere avec Camomille, et racine d'Oxilapatum, ou Parelle. J'ay connu un vieil homme, qui avec ceste seule herbe, guerissoit ceux [51] qui estoyent mordus du chien enragé, il estuvoit avec la decoction l'ulcere, le couvroit avec l'herbe, et en donnoit à boire, il loüoit fort ce remede. Le Potamageten appliqué avec du sel vert ou sec, empesche de tomber en la crainte de l'eau.

Il faut haster la cheute des escarres, faites par le feu, ou par les caustiques, avec vernis liquide, beurre, et jaulne d'œuf, mettez ensemble,

110 Paré, *Des venins*, ch. XX (*Œuvres complètes*, éd. citée, vol. 3, p. 311).

111 Corr. de *ellee*

112 Giovanni de Vigo, *De Vigo en françoys. La practique et cirurgie de excellent docteur en medecine Maistre Jehan de Vigo*, liv. 3, ch. 4 (éd. citée, fol. 225-226). Chez Vigo, il s'agit de l'huile de *sambuc* et non de l'huile de *sehu*.

113 Voir Christof Wirsung, *Das Heidelberger Artzney-Buch 1568 des Christoph Wirsung : Naturheilkunde in der Frühen Neuzeit*, part. 7, ch. 4 (éd. Ulrike Schofer et Kathrin Pfister, Knittlingen, Bibliotheca Palatina, 2011, p. 673. À notre connaissance, l'édition de 1568 n'est plus disponible) et Levinus Lemnius, *Occulta naturae miracula*, lib. 3, cap. 5 (Gandavia, ex. officina G. Manilii, 1571, p. 328).

114 Aetius Amidenus, *Constructæ ex veteribus medicinæ tetrabiblos*, tetr. II, serm. 2, ch. 24, in H. Estienne, *Medicae artis principes*, col. 261.

medicament loué par Matthiol[115]. Ou bien on mettra dessus une fueille de chou, engressée de beurre. Si on estime, dit Fracastorius[116], que la contagion soit trop penetrée, il ne faut brusler la partie, toutesfois je conseille qu'on scarifie, puis qu'on mette des emplastres attractifs, et excitant vessies comme cestuy-cy : Prens Galbanum, Serapinum, Opopanarum, de chacun demye once[117], Euforbe, une dragme, Iris ou Glayeul, Xiris ou Glayeul puant, Sarrasine, Gentiane, chacun une dragme, Nitre, Soulfre, chacun deux scrupules, Cire, ce qu'il en faut.

Il sera bon d'appliquer sur les parties mordues, des volailles vives, comme poulle ou pigeon[118], et autres animaux, comme cochon, agneau, et petit chat, mettant le cul dessus les playes, ou bien partissant en deux les volailles ou animaux, on les appliquera tout chaud[119], ayant semé dessus de la pouldre des medica-[52]ments attractifs, et du sel, comme l'enseigne Anthoine Halmetee[120], Chirurgien. On fait compte des aulx sauvages mis dessus. Le fourment maché, et appliqué, est recommandé, mesmes par les anciens.

Les oignons pillez avec miel et sel, est remede souverain pour les morsures des chiens et autres bestes semblables[121].

L'ail appliqué en forme de cataplasme, sur morsure de serpent et de chiens, est fort estimé.

Les fueilles d'Angelique pillées, avec fueilles de rue, appliquées en forme de cataplasme, guerissent les morsures des chiens enragez et les picqueures des serpens.

---

115 P. A. Matthiole, *Les commentaires de M. Pierre André Matthiole medecin sienois, sur les six livres de Pedacius Dioscoride Anazarbeen de la matiere medicale*, liv. VI, ch. 38 (trad. du lat. en fr. par M. Jean des Moulins, Docteur en Medecine, Lyon, Guillaume Rouillé, 1572, p. 799).

116 Corr. de *Fracastorlus*. Jérôme Fracastor, *Les trois livres sur la contagion*, liv. II, ch. 9 (trad. L. Meunier, Paris, 1893, p. 308-311).

117 La lettre de 1574, écrite de la main de Jean Bauhin et destinée aux professions médicales pour uniformiser les mesures de quantités, stipule que « le scrupule sera de 20 grains, la dragme de 3 scrupules, l'once de 8 dragmes, la livre de 12 onces ». Cit. par Cuisenier, « Jehan Bauhin : médecin et botaniste montbéliardais », p. 285. Cette lettre est conservée à la bibliothèque de Montbéliard.

118 C. Wirsung, *Das Heidelberger Artzney-Buch 1568 des Christoph Wirsung : Naturheilkunde in der Frühen Neuzeit*, part. 7, ch. 4 (éd. citée, p. 672).

119 Paul d'Égine, *Opera*, lib. 5, cap. 2 (éd. citée, fol. 146).

120 Antonius Chalmeteus, *Enchiridion chirurgicum, externorum morborum remedia … morbi venerei curandi methodus*, cap. 9 (Paris, André Wechel, 1560, fol. 100vo).

121 Selon Matthiole (*Commentaires*, liv. VI, ch. 39, éd. citée, p. 800), les aliments de difficile digestion, par conséquent difficiles à résoudre comme « les aulx, les porreaux et les ognons » permettraient de résister aux venins.

Faut frotter les morsures avec ail, vinaigre, et sel, jusques à ce que le sang en sorte[122].

On fait un unguent avec jus d'oignon et de rue, vinaigre et miel, duquel on frotte par trois ou quatre jours les morsures, les tenant nettes, on tient que cela empesche qu'il ne survienne mauvais accident[123].

On peut prendre deux poignées de rue, la fricasser par deux fois, et la mettre aussi par deux fois le jour sur les playes[124].

D'aucuns prennent des aulx, de la rue, du sel, de l'encens, qu'il reduisent avec du vin en cataplasme[125].

La pouldre de verveine, cueillie aux jours caniculaires[126], et mise dedans les playes, est re-[53]commandée. Les orties sont aussi bonnes[127].

On pourra mettre sur les playes pour attirer, de la Flammula, de la Scabieuse, du Pouliot, de la Calamente, de la Gentiane, de la Germandere, du Scordium, du Dictam, de la Sarrasine, de la Bryone ou Couleuvrée.

Il y en a, ce dit Chalmetée[128], qui oignent la playe de sang de Cerf[129] et de Liévre.

D'autres qui mettent en la playe de la cendre de Figuier, avec vinaigre.

Charles Estienne, en sa maison Rustique, livr. 2 chap. 59[130] dit que l'Angelique, pilée avec rue et miel, appliquée en forme de cataplasme, guerit les morsures des chiens enragez, et les picqueures des serpens.

Item, livr. 1 chap. 22 parlant du bœuf, dit[131] : « S'il a esté mordu d'un serpent, scorpion, musaragne, ou chien enragé, l'on luy frotte la

122 C. Wirsung, *Das Heidelberger Artzney-Buch 1568 des Christoph Wirsung : Naturheilkunde in der Frühen Neuzeit*, part. 7, ch. 4 (éd. citée, p. 672).

123 *Ibid.*

124 *Ibid.*

125 *Ibid.*

126 Les constellations font partie, à l'époque, des croyances populaires (voir C. Roy, *Us et coutumes de l'ancien pays de Montbéliard*, *op. cit.*, p. 172 *sqq.*) mais leur importance est tout autant reconnue par les plus savants.

127 C. Wirsung, *Das Heidelberger Artzney-Buch 1568 des Christoph Wirsung : Naturheilkunde in der Frühen Neuzeit*, part. 7, ch. 4 (éd. citée, p. 672).

128 *Enchiridion chirurgicum*, cap. 9 (éd. citée, fol. 100vo).

129 Bauhin utilise de nombreuses parties du cerf dans sa thérapeutique : le sang, la peau, la moëlle et la langue (voir aussi [57] [59] [76]). Le plus grand ruminant de la contrée fournissait en effet de nombreux remèdes depuis le Moyen Âge. Voir Cuisenier, « Jehan Bauhin : médecin et botaniste montbéliardais », p. 267 et 281 et Georges Dillemann, « La pharmacopée au Moyen Âge. II. Les médicaments », *Revue d'histoire de la pharmacie*, 57e année, n° 200, 1969, p. 239.

130 Charles Estienne, *L'Agriculture et Maison rustique*, liv. 2, ch. 59 (Paris, J. Du Puys, 1572, fol. 76).

131 *L'Agriculture et Maison rustique*, liv. 1, ch. 22 (*Ibid.*, fol. 39-40).

playe de l'huile de Scorpion, ou de savon trempé en vinaigre, et on le lave de decoction de Glotterons, ou de vieille saumure ».

On tient pour un remede precieux, une noix machée, par un homme à jeun, et mise sur la morsure[132].

La moustarde en pouldre, meslée avec urine et vinaigre, est propre pour les morsures[133].

La fiente de Chiévre bouillie en fort vinaigre, et appliquée. Item, fiente de cheval avec vinaigre[134].

[54] Prenez souffre, subtilement pulverisé, incorporez avec salive d'homme, et l'appliquez dessus.

Prenez poix noire, fondue avec sel, et un peu d'Euphorbe, et l'appliquez.

Prenez betoine, orties, et sel commun, broyez, et les appliquez.

Il est bon de mettre sur les morsures des fueilles d'hieble.

La mente est aussi bonne avec du sel.

Arnauld de Villeneufve[135] dit, que la Spica Celtica, avec du sel et Galbanum, appliqué, tire admirablement le venin.

Item, que les Avelanes, avec du sel et des oignons, tirent tous venins.

Item, le Cyclamen, et l'Assa Foetida.

Le cataplasme duquel use Levinus Lemnius[136], Medecin bien renommé, pour mettre incontinent apres la scarification, avec ventouses, est composé de porreaux, oignons, aulx, roquette, petit centoire, beurre salé, et miel.

Item, un autre composé d'Oppopanax, rue, sel, figues, choux rouges, miel, et beurre.

Entre tous remedes, dit Ambroise Paré[137] : « le Theriac est singulier, le faisant dissoudre en eau de vie, ou en vin, et frottant assez rudement la playe, tant qu'elle saigne. Puis il faut laisser dedans de la cherpie, imbue en icelle [55] mixtion, et par dessus y appliquer des aulx, ou oignons pillez avec miel commun, et terebentine, et tel remede est excellent par dessus tous ceux que j'ay veu par experience. Et pour probation de mon dire, j'allegueray une histoire d'une fille de Madamoiselle de Gron, native de

132 C. Wirsung, *Das Heidelberger Artzney-Buch 1568 des Christoph Wirsung : Naturheilkunde in der Frühen Neuzeit*, part. 7, ch. 4 (éd. citée, p. 673).

133 Wirsung propose un remède similaire à l'exception de l'urine (*Ibid.*, p. 678).

134 Wirsung recommande l'ingestion de fiente de tout quadrupède mélangée à du vin (*Ibid.*, p. 676).

135 Arnaud de Villeneuve, *De arte cognoscendi venena cum quis proponitae alicui ministrare*, in *Opera Medica Omnia*, Bâle, Conrad Waldkirch, 1585, p. 1563-1565.

136 Levinus Lemnius, *Occulta naturae miracula*, lib. 3, cap. 5 (éd. citée, p. 326-327).

137 Paré, *Des venins*, ch. 20, in *Œuvres complètes*, vol. 3, éd. citée, p. 311.

Paris, laquelle fut mordue par un chien enragé, au milieu de la jambe dextre, où le chien imprima les dents bien profondement, laquelle fut guerie par le moyen du Theriaque, sans que jamais luy survint aucun mauvais accident, lequel Theriaque je meslois dedans des medicamens detersifs, et autres, jusques à la fin de la guerison ».

Levinus Lemnius dit[138], que ceux qui habitent autour de la grande mer Oceane, ont accoustumé de soudainement plonger toutes les personnes que les bestes mordent, par sept fois en la mer, non par superstition, mais pour mieux laver le venin, et que par ce moyen on empesche l'hydrophobie, ou crainte d'eau. Qu'il les faut contraindre à boire de l'eau, et autres choses liquides, et que s'ils boivent abondamment, qu'ils guerissent.

Charles Estienne, en sa maison Rustique, liv. 6 chap. 24[139] dit : « Quand les chiens sont mords de chiens enragez, il faut incontinent les plonger par neuf fois, l'une apres l'autre, dedans une pippe pleine d'eau marine, ou au defaut [56] d'eau marine, d'eau, où l'on aura fait fondre quatre boisseaux de sel, cela l'empeschera d'enrager ».

Cornelius Celsius[140] dit que d'aucuns mettent les mords de chiens enragé, soudainement en un baing, tant qu'ils le peuvent supporter, l'ulcere estant descouvert, à fin que la venenosité puisse decouler de tant mieux, puis leur donnent beaucoup de vin pur, lequel resiste à tous venins ; l'homme ayant fait cela, le tiennent hors de danger.

Nous ne ferons point mal, à mon advis, de mettre icy quelques remedes de Chalmetée[141], que nous trouvons bons. « Il y en a », dit-il, « qui mettent de l'emplastre de noix et d'aulx, cuits et pilez, et meslez avec levain, miel et sel. Aucuns l'emplastrent[142] d'aulx et oignons, meslez avec theriaque, et en usent par cinq ou six jours, et apres ce temps, nous pourrons appareiller un emplastre de fumier de Chiévre, de fruict de Laurier, de Gentiane, Pouliot sauvage, Galbanum, Euphorbe, tous reduits en pouldre, et meslez avec vin et huile de Laurier et cire. Ou Recip. Galbani, Sagapeni, Oppopanacis, Assæ fœtidæ, Myrrhæ, Piperis, Sulphuris, sing. unc. sem. Stercoris columbini

138 Levinus Lemnius, *Occulta naturae miracula*, lib. 3, cap. 5 (éd. citée, p. 327).

139 Charles Estienne, *L'Agriculture et Maison rustique*, liv. 6, ch. 24 (éd. citée, fol. 234). Ce passage est repris par Jacques du Fouilloux dans *La Venerie*, Paris, Abel L'angelier, 1601, fol. 81.

140 Celse, *Traité de la médecine*, liv. V, ch. 27, § 2 (in *Celse, Vitruve, Censorin* …, sous la dir. de M. Nisard, Paris, 1866, p. 151-152).

141 *Enchiridion chirurgicum*, cap. 9 (éd. citée, fol. 100-102).

142 Corr. d'*emplastre*

et Anatis, sing. unc. 2. Calaminthæ, Mentastri, sing. unc sem[143].; soyent dissoutes les Gommes en vin, et y adjoustant du miel, et [57] de l'huile vieille, soit fait un emplastre. Ou Recip. pulveris Aristolochiæ longæ, unc. 2 Asphoddorum, Bryoniæ, sing. unc. 1 Assæ fœtidæ, Galbani, Mirrhæ, sing. unc. sem. et cum oleis Laurini, Sambucini et Cera fiat emplastrum[144], duquel on usera, jusques à tant qu'on verra le venin estre assez sorty. Il y en a qui apposent les emplastres avec une peau de Cerf, car ils disent qu'elle a une faculté cachée pour cecy. Theophraste Paracelse[145] met ce remede exterieur : Recip. emplastre vulneraire un quart de livre, lequel soit fait avec Litharge d'or, et Mumie, puis y adjoustez deux onces des quatre Gommes, meslez tout ensemble, et en faites emplastre. Il ne te faut tarder en toutes manieres, d'appliquer, et donner remedes, mais se haster, à cause de la vehemence du venin. Le defensif, duquel on doit oindre, et appliquer sur le membre, est, que tu prennes fleur de Tapsus Barbatus, fleurs de Rue, fleur d'Hypericon, et roses rouges, lesquelles mettrez en bon vinaigre chaut, et avec des linges appliquerez sur le membre, jusques la tumeur et chaleur evanoüisse. Valesius Tharanta, en son Philonium[146], dit : « En Bear, aussi tost que quelqu'un a esté mordu d'un chien enragé, on l'envoye incontinent en la mer Oceane, boire de l'eau salée de la mer, et baigner, et bien laver la playe, et ne font au-[58]tre chose. Le bruit commun est, que personne n'est abusé, et que nul ne tombe en la frayeur de l'eau.

Item, dit qu'en la Morlane, au village dit Usau, il y a une Fontaine, de laquelle on asseure, que si un qui est mordu d'un chien enragé, boit par neuf jours à jeun, devant le Soleil levant, il est preservé de la crainte de l'eau, et par ce moyen j'ay veu plusieurs avoir esté preservez.

Au livre de Medecine, que Monsieur le Docteur Oswald Gabelkhauer[147], Medecin du Tresillustre Prince, Monsieur le Duc Ludovic de Wirtemberg,

143 [Prendre une once, une fois, de résine (de galbanum, de sagapénum, d'opopanax, d'ase fétide), et myrrhe, poivre, soufre, une once, deux fois, de fiente de pigeon et de canard, une once, une fois, de calament et de menthe].

144 [Prendre de la poudre d'aristoloche, deux onces d'asphodèle, de bryone, une once, une fois, de résine (d'ase fétide et de galbanum), de myrrhe, une demi-once, une fois, et avec de l'huile de laurier, du sureau et de la cire, faire un emplastre]. Ces deux recettes proviennent de l'*Enchiridion chirurgicum* d'Antonius Chameteus, cap. 9, fol. 100ro.

145 *La Grande, vraye et parfaicte chirurgie, Le Tiers Traicté du Premier Livre*, ch. 2 (éd. citée, p. 125).

146 Valesco de Taranta, *Philonium*, lib. VII, cap. 13 (Lyon, chez Scipione de Gabiano, 1535, p. 437).

147 On connaît peu de choses sur Oswald Gabelkower, sinon qu'il fut nommé médecin de la cour de Wurtemberg à Stuttgart plusieurs années avant Gaspard Bauhin. Son nom est

a mis en lumiere, par son commandement, est mis ce remede contre les morsures venimeuses, comme aussi entre les morsures des chiens enragez : « Prens un petit linge, mouille-le dedans de l'huile d'olive, met sur la playe, puis prens du pain rosty, que tu mettras tout chaut par dessus, cela tire en une nuict le venin des playes. On prendra le pain, le linge, et les bendes, qu'on enterrera incontinent, de peur du dommage.

Au mesme livre est fait mention, de couper avec un rasoir les parties mordues, puis de mettre une ventouse, et apres, de mettre un morceau de croute de pain trempé en huile bouillante, et de bien brusler la playe.

Bartholomé Vogter, Chirurgien, en son [59] livre, Des medicamens pour le commun, chap. 37[148] : « Celuy qui sera mordu d'un chien enragé, qu'il prenne des aulx, des fueilles de figuier, des fleurs de Camomille, qu'il les face bouillir en eau, et reduise tout en cataplasme, et le mette sur la morsure, il guerira.

Il faut mettre des amandes broyées, meslées avec miel, sur la morsure.

La peau d'un Chévreau mise toute chaude sur la morsure du chien enragé, la guerit ».

Actuarius, lib. met. nud. 6 cap. 8[149] l'Emplastre de Heras blanc, est propre contre les morsures des chiens enragez, et est de grande efficace, pour ceux qui craignent l'eau, et engarde d'y tomber, si on le met soudainement sur la playe. Prenez de la cire, de la plus belle, deux livres, Litharge dorée une, Cerase, Myrrhe, deux onces, moüelle de Cerf, deux onces, encens, une once, vielle Huile, un sextier.

Apres avoir discouru des medicamens topiques et exterieurs, faut venir aux interieurs, faut donner aussi soudainement que le patient se

---

mentionné dans l'*Historia Plantarum Universalis* de Jean Bauhin à l'article « Nux aromatica, vulgo moschata ». Il y raconte comment lors d'un voyage en Italie en 1563, Oswald Gabelkower fut pris de violents spasmes au ventre et soigné par l'ingestion de quatre noix de muscades : « *In mea juventute, quum ego I. Bauhin, pedes Florentina redirem et in Apenninis montibus frigidam avidius bibssem, subito incidi in insignes ventri dolores, flatibus in scrolo vexantibus, accedante tumore, sine tamen ulla hernia praeccedente aut subsequente. Cum existimarem me in monte prae doloribus periturum, itineris socius insignis nunc medicus ill. mei Principius Ducis Wirt. Oswaldus Gabelkower amica obtulit nuces moschatas quas secum habetat. Devoratis 4 subito per D.G. et hoc remedio liberatus fui a doloribus atque per perfecti sospes et incolumis : quod perpetuae gratitudinis ergo, et in gratias aliorum qui in idem periculum incidere possent, hic a nobis referri parsuit* ». Voir J. Bauhin, *Historia Plantarum Universalis*, liv. III (Ebroduni, 1650, vol. 1, p. 260) et Cuisenier, « Jean Bauhin, médecin et botaniste montbéliardais », p. 232.

148 Bartholomé Vogter, *Ain nutzlich vnnd notwendigs Artzney Buechlin für den gemainen menschen…*, ch. XXXVII (Augspurg, Ulhart, ca 1533, p. 72vo).

149 Joannes Actuarius, *Methodo Medendi libri sex*, cap. 8 (Venetiis, Gualterus Scottus, 1554, p. 296).

presentera, une dragme de bonne theriaque, ou de mitridat, ou de theriac Diatessaron, avec de l'eau d'Anagalis à fleurs rouges, ou de Melisse, ou de Scordion, ou du vin blanc, et qu'on le face suer, si on peut, apres avoir usé des scarifications et bruslures.

Aece[150] dit, qu'il faut donner le theriac les trois [60] premiers jours, à la quantité d'une avelane. Je ne sçache personne qui en ait prins, qui soit tombée en la crainte de l'eau.

Outre les susdits remedes, en mettrons icy encores d'autres, que pouvons avoir en nos quartiers, qui sont aussi recommandez, par ceux qui ont escrit des morsures des chiens enragez.

La Melisse est excellente, si on prent le jus et la pouldre meslée en vin.

On tient pour remede souvent esprouvé la pouldre de Morgeline rouge, ou Anagallis, si on en donne soudainement une dragme, tesmoing Wirsung.

Trague[151] aussi dit en general de l'Anagallis, soit rouge ou bleuë, qu'elle est fort utile contre les morsures des chiens enragez, donnée aux chiens ou aux hommes, si on en donne soudainement le jus ou l'eau, et qu'on en lave les playes. Matthiol les loüe aussi en son Herbier Allemant[152].

La presure de Liévre est bonne.

Item, le Bitumen Judaique prins au poix d'une dragme, avec de l'eau.

Le Castorium beu avec vinaigre[153], le cerveau d'une Geline prins avec du vin.

Prenez une dragme d'Agnus Castus, avec vin et beurre, et en donnez à boire.

Le Scordion avec du miel, est utile, contre [61] les morsures du chien enragé, comme aussi l'eau. Nous en trouvons abondamment, et du bon, en la Conté de Montbeliart.

L'eau d'ortie est aussi recommandée.

---

150 Corr. pour *Aere.* Aetius Amidenus, *Constructæ ex veteribus medicinæ tetrabiblos*, tetr. II, serm. 2, ch. 24, in H. Estienne, *Medicae artis principes*, col. 261.

151 Hieronymus Bock, *De stirpium maximearum, quae in Germania notra nascuntur, usitatis nomenclaturis,... interprete Davide Kybero...*, ch. CXXVII, *De Anagallide* (Argentorati, typ. V. Rihelius, 1552, p. 389).

152 Dans ses *Commentaires*, Matthiole signale les vertus de cette plante contre les poisons. Voir liv. IV, ch. 128 (éd. citée, p. 630-631).

153 Le vinaigre, considéré comme sec et froid, était fréquemment utilisé dans la pharmacopée ancienne pour la prévention et la cure des fièvres infectieuses. Voir Cuisenier, « Jehan Bauhin : médecin et botaniste montbéliardais », p. 261.

Comme de mesme les choses suyvantes : l'Imperatoire, la Zedoare, l'Iris seiche, l'Enula, l'Angelique, le Chardon benit, l'Agrimoine, la Verveine, la petite Centoire.

Guillaume de Varignana, en sa Practique, dit qu'on prenne contre la morsure du Loup deux dragmes de Gentiane, avec de la decoction de Calament[154].

On escrit, que si on donne souvent le jour du miel d'Espume à manger, que nulle morsure de chien enragé ne nuira.

Les Neoteriques loüent par experience, le jus de Coing, sans y rien adjouster ; si on en baille à boire par trois ou quatre jours, asseurant qu'il conserve fort d'un tel venin.

Le breuvage suyvant, ce dit Wirsingue, a esté approuvé en infinies personnes, à la peste. Qu'on cueille au mois de May 16 onces de racines de Grateron, deux bonnes poignées d'escorce moyenne de fresne, qu'on la descouppe tout, et distille, et qu'on en donne trois ou quatre onces à boire, quand on aura peur de la peste. Elle est aussi merveilleuse pour la morsure des chiens enragez.

Prenez des Escrevices d'un beau ruisseau, [62] bruslez-les, avec autant de racines de Bryonia ou Couleuvrée, reduisez tout en pouldre subtille, et la reservez. Conservez aussi à part des petites racines de Gentiane, mise en pouldre. Quand quelqu'un sera mordu, mettez dedans 12 onces de bon vin, deux cueillerées de cendre d'Escrevisse, avec de la Gentiane, qu'il boive cela par quatre matinées.

Item, un autre remede : Prens des Escrevices d'un beau ruisseau, au mois de Juillet et d'Aoust, bruslez-les dedans un pot bien vernissé, donnez de la pouldre avec Theriaque, jusques à une dragme et demye, detrempé en eau de scabieuse. Qu'on prenne aussi de ceste pouldre deux ou trois dragmes, ou trezeaux, et qu'on en use par quelques jours en eau de Fumeterre.

Un autre remede : Prens Gentiane, Myrrhe, de chacun une dragme, avec deux dragmes de cendre d'Escrevisse, baillez-le tout le matin avec vin, ou s'il y a de la chaleur, avec eau fraische de Fontaine.

La potion que de Vigo[155] recommande contre toutes morsures et poinctures veneneuses, principalement du chien enragé, et de l'Aspic.

---

154 Guglielmo da Varignana, *Secreta sublimia ad varios curandos morbos verissimis autoritatibus illustrata*, tractatus tertius, cap. secundum (Lyon, Jo. de Cambray, 1526, fol. lxxvj^{vo}).

155 *De Vigo en françoys. La practique et cirurgie de excellent docteur en medecine Maistre Jehan de Vigo*, liv. 3, trait. 2, ch. 5 (éd. citée, fol. 227).

Prenez Tormentille, Dictam, Chardon benit, de chacun un scrupule, Theriaque, demy dragme, Saffran, deux grains, semence de Ci-[63]tron, demy scrupule, Emeraude, un grain, Doronique, une dragme, Syrop de jus d'oseille, eau de Buglosse, de chacun six dragmes, vin de Grenades, vin mediocrement fort, de chacun demy once, meslez tout ensemble, et le baillez au patient, car son operation est divine, contre toutes morsures, et est remede excellent contre la peste.

Nous faisons aussi preparer une pouldre, par Maistre Thibaut Noblot, mon beau-fils[156], Apoticaire de mon Tresillustre Prince[157], de laquelle Maistre J. Paulmier[158], parlant de la morsure du chien enragé, escrit en ceste façon : « Remede excellent que nous avons contre le venin, lequel, encores qu'on n'use de nuls[159] purgatifs, et qu'on neglige les playes en quelque temps qu'on en use, est trescertain et asseuré, duquel nul animal, que j'aye veu, n'a usé, qu'il ne soit eschappé le danger d'une si cruelle maladie, quelque maniere de vivre qu'il aye usé, moyennant toutesfois, que les parties de la teste, qui sont au dessus des dents, ne soyent blessées, car en tel cas, il y a peu d'esperance, encores que les parties blessées ayent esté lavées avec eau froide. Or de la pouldre, faut donner tous les matins une demye dragme, à ceux qui sont mordus, ou avec le double de sucre, ou avec du vin, ou du cidre, ou avec du miel, en forme d'opiate, à jeun, à trois heures [64] devant le repas. Combien que une dragme et demye, ou deux, bastent, tant pour homme que pour toute sorte de beste, quelque griefvement qu'elle soit blessée. Toutesfois, il n'y aura point de mal d'en donner jusques à trois ou quatre dragmes, principalement, si on le donne long temps apres estre mordu, ou si on entreprend la cure, la peur de l'eau estant desja en train.

Celuy qui a desja l'Hydrophobie, ou la peur de l'eau, il le faut bien attacher, et le contraindre d'avaller, ouvrant mesme la bouche par force.

---

156 Thiébaut Noblot, apothicaire, époux de Madeleine, fille du premier mariage de Jean Bauhin avec Denise Bornand. Il traduisit en allemand le dernier ouvrage de Jean Bauhin sur les remèdes contre la peste : *De auxiliis adversus pestem* (Montisbelgardi, apud J. Foillet, 1597). Il était aux côtés de son beau-père lorsque celui-ci découvrit la fontaine de Lougres en 1601. Voir C. Duvernoy, *Notices sur quelques médecins, naturalistes et agronomes nés ou établis à Montbéliard dès le seizième siècle*, Besançon, 1835, p. 7, 11-12. On y trouvera la « Lettre de Bauhin sur la découverte de la fontaine de Lougre », p. 20-22.

157 Plusieurs apothicaires se succédèrent au château. Ils étaient sous la surveillance de Jean Bauhin qui était chargé de vérifier la conformité des préparations. Voir Cuisenier, « La vie à la cour des princes de Wurtemberg-Montbéliard », p. 39.

158 J. de Paulmier, *De morbis contagiosis libri septem*, lib. V, cap. 3 (éd. citée, p. 277).

159 Corr. de *nul*.

Ayant deseiché la playe avec une esponge, ou des linges secs, le faut estuver tous[160] les jours deux ou trois fois, avec du vin, ou du Hydromel, ou de l'eau et miel, en y destrempant dedans une demye dragme de pouldre ; apres on y mettra un unguent, ou emplastre dessus, laissant guerir la playe, sans craindre qu'il survienne Hydrophobie, crainte d'eau ».

J. Palmier, Medecin de Paris, dit aussi, qu'un Chasseur de France luy a asseuré, que la Pimprenelle prinse par quelques matins en salade, ou donnée en quelque façon que ce soit, empeschoit de tomber en Hydrophobie et rage[161].

Nous ne parlons icy du foye des bestes enragées, encores que plusieurs[162] l'ayent recommandé, d'autant que Matthiol[163] le tient pour [65] un remede doubteux, et suspect ; aussi il semble que Galien, livr. 8 med. local[164]. n'a gueres estimé ce remede.

Theophraste Paracelse fait compte du soulphre de vitriol, comme il le nomme en sa Chirurgie[165]. Item dit, que la medecine qu'on doit bailler par dedans, est, qu'on prenne du Mithridat, deux onces, fin Theriaque, une once, coral rouge pulverisé, une once et demye, et selon la disposition de l'accident, ou infection, qu'on en donne plus ou moins. Que si tel remede n'ayde, qu'il ne sçait nul remede autre, sinon la medecine qu'il nomme Aurum Diaphoreticum, ou Laudanum, ou Materia perlata, ou Gemma dissoluta, et que toutes ces choses sont par leur force et vertu singulieres, et principalement en telles necessitez, et sur lesquelles un chacun se peut bien asseurer.

Valescus de Tharanta, en son Philonium[166], donne tous les jours, par l'espace d'un an, deux dragmes de la pouldre ensuyvante, meslée avec miel, en forme d'opiate. Prenez escrevice de riviere, bruslez dedans un pot en un fourneau, deux dragmes Genciane, Bayes de Laurier, Aristolochie longue et ronde, Dictame, de chacun deux dragmes. Il

---

160 Corr. de *tout*.

161 Julien de Paulmier, *De morbis contagiosis libri septem*, lib. V, cap. 1 (éd. citée, p. 266-267).

162 Par exemple Wirsung, *Das Heidelberger Artzney-Buch 1568 des Christoph Wirsung : Naturheilkunde in der Frühen Neuzeit*, part. 7, ch. 4 (éd. citée, p. 672).

163 P. A. Matthiole, *Commentaires*, liv. VI, ch. 37 (éd. citée, p. 799).

164 Faut-il comprendre le chapitre 8 du livre V de l'ouvrage intitulé *Des lieux affectés* ? Galien y expose sa théorie des hydropisies et au chapitre 9, il discute la corruption des humeurs produites par les poisons et les morsures de chiens enragés.

165 Paracelse, *Troisiesme & dernier Traicté de la premiere partie de la grand Chirurgie*, ch. 1 (éd. citée, p. 122).

166 Valesco de Taranta, *Philonium eccellentissimi ac optimis quibusque Practicae Medicinae*, lib. VII, cap. 13 (éd. citée, p. 437).

sera bon de faire suer souvent devant disner ou souper, avec decoction de Guaïac, recommandée par Levinus Lemnius[167], ou bien de Fresne. La [66] sueur a esté recommandée par Actuarius[168].

Je trouve dedans le livret de Monsieur le Duc de Wirtemberg, des remedes bons, lesquels j'adjousteray icy, à sçavoir : « Si un chien enragé, ou autre beste venimeuse a mordu : prens de la Morgeline rouge, et de la Verveine, de chacun demye once, reduits le tout en pouldre, donne à la personne la quantité d'une bonne noisille, en eau de Morgeline rouge, ou de Verbeine, ou si tu n'en peux avoir, dedans du vin blanc. Prens aussi des deux herbes, de chacune une poignée, fay la bien bouillir en eau de riviere, lave la morsure souvent avec, si tu peux avoir les eaux, prens les : c'est un remede certain et esprouvé.

Si quelqu'un est mordu d'un chien enragé, donnez luy par trois matinées la grosseur d'une lentille d'or de ducat, raspé avec eau de rue, de muguet de bois, ou de charbon benit, taillez la morsure en croisade, tirez le sang et l'escume avec une ventouse, puis mettez dessus des aulx broyez, et bien salez, par deux fois le jour. Ne laissez guerir la playe de long temps.

Contre la morsure du chien enragé : Prenez Gentiane, Veronique, Rue, Verbeine, large Plaintain, autant de l'un que de l'autre, donnez aux personnes la quantité d'une avelane, aux bestes deux ou trois fois autant, qu'ils [67] jeunent cinq heures apres. Donnez leur par trois jours, et ils seront preservez de la rage.

Contre la rage : Prens des vers qui sont dedans les esponges des rosiers sauvages, donnez en quelque cinq, il guerira. Lavez bien les playes avec jus de rue. Donnez luy aussi tous les matins à boire une cueillerée plaine d'eau d'escrevice. Tu peux bien une fois ou deux le jour mettre dedans les playes de la pouldre d'escrevices, ayant les œufs bruslez, prenant garde que la playe ne se referme trop tost ».

Pline, livre 8, chapitre 41[169] recommande, comme un remede souverain, contre la morsure du chien enragé, la racine de rose sauvage, appellée Cynorrhodos, lequel remede, dit-il, a esté trouvé nouvellement par un oracle.

---

167 Levinus Lemnius, *Occulta naturae miracula*, lib. 3, cap. 5 (éd. citée, p. 327).

168 Actuarius, *Methodo Medendi libri sex*, ch. 11 (éd. citée, p. 313).

169 Pline donne en effet le cynorhodon comme le seul remède contre la morsure d'un chien enragé.

Jean d'Argent, Chirurgien, m'a envoyé les remedes ensuyvant : Medicament de Gabriel Fallepius[170], contre la morsure des chiens enragez. Prenez dix onces de Thamarise, cinq onces de Gentiane, une once d'encens, reduisez tout en pouldre, faites luy en prendre trois onces avec de l'eau, puis mettez cest emplastre dessus, à sçavoir, vinaigre, Gomme d'Oppopanax, de chacun trois onces, poix une livre. Ou bien scarifiez la partie, et apposez des ventouses, tirez assez de sang, puis mettez l'emplastre dessus, par ce moyen attirerez beaucoup de venin.

[68] Autre experience contre la morsure des Loups, bien esprouvée. Prenez un pot de terre, qui ait au fond beaucoup de pertuis, remplissez-le de limaçons rouges, bien salez, couvrez le pot, et le mettez sur un autre, luttez le bien, et le posez en la cave, vous aurez une eau que reserverez en une fiole, et en laverez les playes deux fois le jour, et remplirez les playes de plumaceaux mouillez en ceste eau, puis mettrez un bon emplastre dessus.

Parlons maintenant des purgations, lesquelles la plus part des Autheurs ne veulent estre administrées du commencement, de peur d'attirer le venin au dedans ; toutesfois beaucoup l'approuvent quelques jours apres, et principalement si on a doubte de la peur de l'eau, et que l'estomac soit farcy de mauvaises humeurs. Lesquelles aucuns preparent par 14 jours en ceste façon, dit Wirsung[171] : « Prenez du syrop de Fumeterre, de pommes douces, Grenades, de chacun demye once, eau de Fumeterre, Buglosse, Cichorée, de chacun une once, meslez tout ensemble, et le prenez de matin. Apres cecy, prenez ceste purgation, à sçavoir, de la Casse, six dragmes, deux dragmes de confection Hamech, et une de confect. d'Inde, avec canelle et sucre, en forme de Bolus, du matin, et ne mangez de si heures apres.

[69] La decoction de Monsieur Mercurial[172] (duquel parlerons icy apres) pour preparer, me plait bien, laquelle il ordonne en ceste façon : « Prenez du Scordium, deux dragmes, Vincetoxicum, ou Hirundinaire, Pulegium, Hypolapathum, Armoise, de chacun demye poignée, racine d'Angelique, demye once, faites decoction, et dedans quatre onces

170 Gabriele Falloppio, *Secreti diversi et miracolosi ne' quali si mostra la via facile di risanare tutte le infirmità del corpo humano*, cap. 279 (Venetia, Appresso Marco di Maria, 1563, fol. 130-131).

171 Voir Wirsung, *Das Heidelberger Artzney-Buch 1568 des Christoph Wirsung : Naturheilkunde in der Frühen Neuzeit*, part. 7, ch. 4 (éd. citée, p. 672).

172 Cette recette doit se trouver dans le *Tractatus de maculis pestiferis et de hydrophobia* (Padoue, 1580) qui est resté introuvable.

adjoustez syrop d'escorce de citron, de suc d'oseille, de Scordium, de chacun demye once, qu'on en use par sept ou neuf jours ».

La Hyere avec coloquinthe, est fort estimée[173].

Il est bon de prendre plus d'une fois, durant 40 jours, et apres l'Ellebore tant blanc que noir, mais qu'ils soyent preparez. Car on a trouvé par experience, que d'aucuns ayans desja la crainte de l'eau, ont esté gueris par ce remede, où les autres remedes ne font rien, si la crainte de l'eau a saisi, comme Wirsung[174] l'a annoté des Anciens.

Les purgatifs aussi suyvans, sont profitables. Epithymum, Sené, la Fumeterre, les Mirabolans, le jus de concombre sauvage, l'Agaric, la Rheubarbe, la petite Centoire, la semence de Genestre, la confection Hamech[175]. Le Lapis Armenius preparé, selon que l'enseigne Alexandre, est fort loüé, et souventesfois experimenté pour purger la melancholie, comme dit Matthiol[176].

[70] Theophraste Paracelse fait grand cas des purgatifs[177], recommandant à cest effect la Coloquinte, l'Agaric, l'Esula, l'escorce interieure du Sehu, la Rheubarbe, ou semblable purgatifs par haut et par bas.

Encores que la crainte de l'eau soit un signe mortel, si est-ce toutesfois qu'il ne faut laisser d'user de tous remedes possibles. Car Dioscoride[178] racompte, avoir leu par Histoire, d'un ou de deux gueris.

Aece[179] recite une Histoire, prinse de Ruffus, et de Possidonius, d'un Philosophe, qui estant mordu par un chien enragé, et luy estant avis, qu'il voyoit un chien au bain, resistant à ceste crainte d'un grand courage, dit en soy-mesme : « Qu'est-ce qu'ont le chien et le bain de commun ensemble ? » Ayant surmonté son affection, et beu de l'eau, sans crainte fut guery.

Avicenne[180] pareillement dit, que ceux qui craignent l'eau, ne sont desesperez, s'il se recognoissent en un miroir.

---

173 Wirsung, *Das Heidelberger Artzney-Buch 1568 des Christoph Wirsung : Naturheilkunde in der Frühen Neuzeit*, part. 7, ch. 4 (éd. citée, p. 672).

174 *Ibid.*, p. 673.

175 Levinus Lemnius, *Occulta naturae miracula*, lib. 3, cap. 5 (éd. citée, p. 328-329).

176 P. A. Matthiole, *Commentaires*, liv. VI, ch. 39 (éd. citée, p. 801).

177 Paracelse, *Troisiesme & dernier Traicté de la premiere partie de la grand Chirurgie* (éd. citée, p. 116).

178 *Les six livres de Pedacion Dioscoride d'Anazarbe de la matiere medicale*, liv. VI, ch. XXXV (trad. du lat. en fr., À Lyon, par Balthazar Arnoullet, 1553, p. 531).

179 Aetius Amidenus, *Constructæ ex veteribus medicinæ tetrabiblos*, tetr. II, serm. 2, ch. 24, in H. Estienne, *Medicae artis principes*, col. 260-261.

180 Avicenne, *Canon medicinae*, lib. 4, fen. 6, tract. 4, cap. 9 (éd. citée, t. 2, p. 223).

Aece[181] dit aussi, que si on leur peut faire boire de la presure d'un petit chien, avec du vinaigre, qu'incontinent ils demandent de l'eau, et pourtant le loüe comme un souverain remede.

Faut aussi bouillir des poix chiches noirs, dedans l'eau, pour leur faire boire.

Aucuns, dit Matthiol[182], veulent appliquer des Vesicatoires à la nuque, et derriere les [71] oreilles, quand la crainte de l'eau survient.

Ceux ausquels le venin n'a encores occupé les facultez animales, dit Ambroise Paré, encores qu'ils soyent tombez en Hydrophobie, ou peur de l'eau, il les convient grandement purger par medecines bien faites, et en cela il me semble que l'Antimoine seroit profitable. Semblablement les bains leur sont bons, pour leur provoquer la sueur. Faut qu'ils[183] usent souvent de Theriaque, ou Methridat. En ce temps là pareillement, leur faut faire boire de l'eau, et la bailler aux malades dedans quelque vaisseau couvert, de peur qu'ils[184] ne la voyent[185].

Cornelius Celsus[186], Medecin ancien, et Latin, dit « que de la playe du chien enragé mal gouvernée, vient la frayeur de l'eau, ou Hydrophobie. Miserable maladie en laquelle le malade est tourmenté de soif, et de crainte de l'eau. En quoy y a peu d'esperance ; toutesfois y a un seul remede, qui est de jetter à l'impourviste le malade en l'eau. S'il ne sçait nager, en le plongeant, le laisser boire, puis le retirer. S'il sçait nager, qu'on le face enfonçer, afin que maugré luy, il soit soulé d'eau. Par ce moyen on oste la soif et la crainte de l'eau », etc.

Aurelian[187] prescript divers remedes, pour ceux qui sont saisis de l'Hydrophobie, comme de les estuver avec Huile, de les faire boire avec diverses manieres à couvert : des Clyste – [72]res, de l'Ellebore, et des autres remedes qu'on pourra voir au 16 chapitre de son troisiesme livre. Il escrit que Themison, Medecin, qui avoit esté attaint d'Hydrophobie, voulant par quelque fois escrire de ceste maladie, s'en resentoit tousjours, et que pour celà avoit desisté d'en escrire.

181 Aetius Amidenus, *Constructæ ex veteribus medicinæ tetrabiblos*, tetr. II, serm. 2, ch. 24, in H. Estienne, *Medicae artis principes*, col. 262.

182 P. A. Matthiole, *Commentaires*, liv. VI, ch. 39 (éd. citée, p. 801).

183 Corr. de *il*

184 Corr. de *il.*

185 Bauhin paraphrase ici Paré, voir *Des venins*, ch. 21, in *Œuvres complètes*, éd. citée, vol. 3, p. 312.

186 Celse, *Traité de la médecine*, liv. V, ch. 27, § 2 (in *Celse, Vitruve, Censorin* [illegible], p. 151).

187 *De actutis morbis*, lib. III, cap. 16 (éd. citée, p. 209).

Brunschwig[188], en sa Chirurgie, chapitre 14 Traicté 2 : « si tu n'as esté mandé au commencement, et que celuy qui a esté mordu, commence avoir des mauvais accidens, devenant melancholique, fascheux, avec mauvais songes, estant triste, cholere, murmurant entre les dents, ne respondant à propos, fuyant la lumiere, et toutes choses humides, il a des mauvais signes, et nonobstant luy faut donner ce medicament : Prens Cantarides grosses, oste les testes, les pieds, et aisles, puis en pese deux dragmes, lentilles bien nettoyées, Saffran, Spicnard, Giroffles, Canelle, Poivre, de chacun une dragme, mettez tout en poudre, et avec eau de rue, reduisez tout en trechisques[189], desquels donnerez la pesanteur de sept grains d'orge pour dose, jusques à ce qu'il urine le sang ».

Mon bien-aimé frere Gaspar Bauhin[190], Docteur, et Professeur de l'Anatomie, et des Plantes, en la celebre Academie de Basle, m'a communiqué un fort docte traicté d'Hydrophobie, [73] leu à Padoüe, par tresçavant Medecin, Monsieur Mercurial[191], lequel entre autre dit : « On tient que la cendre de Hyene beüe, est fort utile, mesmes que Scribonius Largus escrit, qu'il y avoit un de Crete, qui guerissoit avec ce remede, tous ceux qui estoyent tombez en Hydrophobie, ou peur d'eau ».

---

188 Hieronymus Brunschwig, *Das Buch der Cirurgia*, tract. 2, cap. XIIII (éd. Gustav Klein [Rpt Strasbourg, Johan Grüninger, 1497], München, Druck und Verlag Carl Kuhn, 1911, p. 69). Hieronymus ou Jérôme Brunschwig (ca 1440-1534) était un apothicaire et chirurgien strasbourgeois. Sur sa vie et ses œuvres, voir Pierre Bachoffner et Théodore Vetter, « BRUNSCHWIG Jérôme († 1534) », *Nouveau dictionnaire de biographie alsacienne*, vol. 5, 1984, p. 393 et Pierre Bachoffner, « Jérôme Brunschwig, chirurgien et apothicaire strasbourgeois, portraituré en 1512 », *Revue d'histoire de la pharmacie*, année 1993, vol. 81, n° 298, p. 269-278.

189 Préparation médicale à usage externe en forme de cône ou de pyramide. Voir Cuisenier, « Jehan Bauhin : médecin et botaniste montbéliardais », p. 262 et 291.

190 Gaspard Bauhin (1560-1624), botaniste et anatomiste, frère de Jean Bauhin et époux de Barbe Vogelmann, fille d'un fonctionnaire de Montbéliard. À partir de 1577, il étudia la botanique à Padoue sous la direction de maître Guillandinus. En 1579, il s'inscrivit à la faculté de médecine de Montpellier. En 1596, il devint le médecin du duc de Wurtemberg et résida à Bâle où il occupa la chaire de botanique et d'anatomie. Voir Ernest Wickersheimer, « Jean Bauhin et le contrôle des compositions médicinales à Montbéliard », *Revue d'histoire des sciences et de leurs applications*, vol. 5, n° 3, juillet-septembre 1952, p. 238. Sur sa vie et ses œuvres, voir notamment L. Segré, *La botanique en Provence au XVIe siècle, les deux Bauhin, Jean-Henri Cherler et Valerand Dourez*, Marseille, 1904, p. 57-58 et Albert Burkhardt, *Geschichte des medizinischen Fakultät zu Basel*, 1460-1900, Basel, 1917, p. 95-123.

191 Le *Tractatus de hydrophobia* étant resté introuvable, voir *Hieronymi Mercurialis Variarum in Medicinae Auctoribus, & aliis lectionum*, lib. I, cap. 2 (Basilae, P. Perna, 1576, f. 3vo).

Quant à la seignée, il n'en faut user du commencement, et principalement si l'estomach est remply de mauvaises humeurs, de vers, et autres ordures, lesquels faut devant evacuer ; toutesfois si l'estomach estoit net, et qu'il y eut repletion, et abondance de sang, et qu'on craignist la fiévre, il ne seroit mauvais de tirer du sang quelque temps apres la morsure, du costé mesmes, et au dessouz, s'il estoit possible.

Ayant discouru amplement des remedes tant exterieurs qu'interieurs, faut venir au regime de vivre, qu'il faut faire observer aux mordus par les bestes enragées.

Qu'on ne laisse du commencement gueres dormir le patient.

Qu'on tasche par tous moyens de luy oster toute peur et apprehension, le tenant joyeux, car la tristesse, peur et apprehension, pourroyent faire tomber le mordu et blessé en melancholie, encores qu'il ne fut mordu d'un chien, ou Loup enragé, comme je sçay qu'il [74] est advenu à un Gentilhomme d'honneur, et de bonne race, qui autrefois en a esté traicté et medicamenté, par feu mon Pere, Jean Bauhin[192], Medecin renommé à Basle.

Qu'on tienne tousjours gens aupres de luy, qui prennent diligemment garde à toutes ses actions, de peur qu'estant soudainement surprins de rage, n'endommage personne, comme il conste par plusieurs Histoires estre advenu.

Qu'on le face demeurer en lieu chaut, et bien clair[193], afin que les esprits soyent recreez, et que le venin ne soit rechassé au dedans par le froid.

On pourra parfumer la chambre avec drogues odoriferantes.

Touchant le manger, qu'on ne le remplisse trop, toutesfois il vaut mieux qu'on luy donne plus à manger que trop peu.

192 Jean Bauhin fit ses études de médecine à Paris sous la direction de Jacques Dubois, dit Sylvius. Grâce à son érudition et à sa solide maîtrise du grec et du latin, il travailla d'abord comme correcteur pour le compte de l'imprimeur Jérôme Froben. En 1558, il soutint sa thèse de doctorat à l'université de Bâle. En 1580, il fut nommé doyen de la faculté de médecine et continua d'exercer la médecine jusqu'à sa mort. Voir la notice de Charles Webster, *Dictionary of scientific biography*, sous la dir. de Charles Coulston Gillispie et The American Council of Learned Societies, 16 vol., New York, 1970-1980, vol. 1, p. 525-527 ; Cuisenier, « Jehan Bauhin : médecin et botaniste montbéliardais », art. cité et Eugène et Émile Haag, *La France protestante, ou Vies des protestants français qui se sont fait un nom dans l'histoire*, 10 t., Paris, 1847, t. 2, p. 37-38.

193 Bauhin semble avoir pressenti l'effet destructeur de la chaleur et de la lumière sur le virus de la rage.

Au commencement on luy donnera à manger des aulx, oignons, porreaux, espicerieres, jambon de Mayence, puis cinq ou six jours apres, du veau, du chévreau, du mouton, de la perdris, des poulailles, et toutes autres viandes[194] qui engendrent bon sang.

« Tout oiseau de riviere est bon », ce dit Gesnerus[195].

En ces viandes, on mettra du fenoil, et autres racines aperitives, et provocantes l'urine.

[75] Les herbes ensuyvantes sont bonnes : la cichorée sauvage mangée crue, de la bacille, les choux, l'asparge, la parelle et oseille, laquelle est estimée de grande vertu, la Bourasche, Buglose, et sur tout la Pimprenelle[196], la Soucie, le Basilic, l'Hyssope, la Sarriete, l'Origan, la racine de Tormentille. On luy en pourra bailler à manger en salade, ou en son potage, ou bien dedans son boire, soit vin ou eau.

Bartholomé Vogter[197] dit que si on donne des racines de fenoil, cuites avec miel, à manger, à celuy qui sera mordu d'un chien enragé, qu'il guerira.

Les figues en viande luy sont fort bonnes, et recommandées par plusieurs.

Aurelian[198] leur donne aussi des concombres et des poires.

Les poissons luy sont bons, qui ont la chair tendre, et friable, comme dit Aece[199].

Les escrevicees, et sur tout celles de mer.

Les extremitez des animaux.

Il faut luy faire manger du laict caillé, recommandé par les Medecins.

Au livre de Monsieur le Duc, est recommandé, comme chose bien experimentée, la morgeline rouge, fricassée avec œufs, et mangée.

On luy peut donner du vin blanc, pur et net, non trempé, vieux, ou trempé s'il est trop fort. Le vin doux est aussi approuvé.

---

194 La qualité de la cure indique le statut du patient. Ce choix varié de viandes montre en effet que Bauhin s'adresse ici à une clientèle nantie. Voir Cuisenier, « Jehan Bauhin : médecin et botaniste montbéliardais », p. 264.

195 Gesner, *Historia animalium*, lib. 3, cap. 8, *De avibus aquaticis*.

196 Corr. de *pimpernelle*

197 B. Vogter, *Ain nutzlich vnnd notwendigs Artzney Buechlin für den gemainen menschen…*, ch. XXXVII (éd. citée, p. 72vº).

198 *De acutis morbis*, lib. III, cap. 16 (éd. citée, p. 210).

199 Aetius Amidenus, *Constructæ ex veteribus medicinæ tetrabiblos*, tetr. II, serm. 2, ch. 24, in H. Estienne, *Medicae artis principes*, col. 263.

[76] Il ne faut laisser enyvrer le malade, craignant qu'on ne puisse discerner le commencement de la rage, d'avec l'yvrongnerie.

Le vin d'Absinthe luy est bon. Outreplus, dedans le livre de Monsieur le Duc de Wirtemberg, est prescript de la langue de Cerf, de la Morgeline rouge et du Charbon benit dedans le vin, pour prendre soir et matin à jeun, comme aussi le laict d'Amandres, ou l'eau d'orge, avec canelle, resins de Corinthe, et fenoil, pour boire.

On luy peut aussi faire boire du laict.

L'eau ferrée luy est aussi bonne.

Il sera bon de luy faire boire de l'eau en quantité, principalement quand il se sent un peu mal.

On luy peut donner à boire de l'oxymel, ou du Syrop, fait avec le jus de cytron, meslé avec eau.

Un julep fait en ceste façon luy sera bon : Prenez demye once de jus de limons, et autant de citrons, vin de Grenades aigres, deux onces, eau de petite oseille, et eau rose, de chacune une once, avec eau de fontaine, soit fait julep.

Qu'on entretienne le ventre lasche.

Brunschweig[200] en sa Chirurgie, Traicté 2 cha. 14 veut, qu'on leur lave souvent les pieds avec de la decoction de testes et pieds de mouton.

[77] Il ne suffit d'avoir tenu bon regime quelque temps, et usé des remedes convenables tant exterieurs qu'interieurs, par trois ou quatre jours, comme aucuns estiment, mais il en faut user longtemps, et se contregarder. Ne faut aussi mespriser aucune playe, quelque petite qu'elle soit, car ceste maladie couve souvent (comme fait la peste) par grand espace de temps, devant que la rage et Hydrophobie (duquel accident ont esté tourmentez plusieurs de ceux desquels avons fait mention en nostre Histoire) se demonstre, comme il conste par l'authorité de Dioscoride[201] et autres[202], à sçavoir, en 40 jours, six mois, un an, 7 ans. Matthiol[203] recite, que le Docteur Baldus estant un peu mordu en la lévre, par un

---

200 Hieronymus Brunschwig, *Das Buch der Cirurgia*, tract. 2, cap. XIIII (éd. citée, p. 69).

201 *Les six livres de Pedacion Dioscoride d'Anazarbe de la matiere medicale*, liv. VI, ch. XXXVII (éd. citée, p. 532).

202 C. Wirsung et L. Lemnius mentionnent des durées d'incubation similaires. Voir Wirsung, *Das Heidelberger Artzney-Buch 1568 des Christoph Wirsung : Naturheilkunde in der Frühen Neuzeit*, part. 7, ch. 4 (éd. citée, p. 671) et Lemnius, *Occulta naturae miracula*, lib. 3, cap 5 (éd. citée, p. 328).

203 P. A. Matthiole, *Commentaires*, liv. VI, ch. 36 (éd. citée, p. 796). Cette histoire est également évoquée par Paré, *Des venins*, ch. 20, in *Œuvres complètes*, éd. citée, vol. 3, p. 310.

petit chien qu'il ne pensoit estre enragé, au bout de quatre mois, la crainte de l'eau, et la rage le print, et mourut miserablement, sans pouvoir estre aidé ny secouru par aucun remede. Arnoldus de Villeneufve[204] dit que les mauvais accidens viennent d'aucunefois dedans deux jours ou quatre, à d'aucuns au troisiesme mois, et au neufiesme, à d'autres, apres un an. On dit, tesmoing Wirsung[205], que si une personne a esté mordue d'un chien enragé, si dedans un an il touche un Corbeau, ou la personne deviendra enragée, ou le Corbeau mourra. En Tuscane, dit Matthiol[206], on defend à ceux qui ont esté mordus, de ne [78] toucher l'espace d'un an, le bois de Cornelier, et de Sanguin[207], qu'on nomme en ce pays Savignon, afferment, que si ce bois est eschauffé en la main, soudainement il excite la rage en ceux qui ont esté mordus, dequoy on en a veu des experiences manifestes. Et me resouvient, qu'en la ville de Montalcin, un mien amy battant de la laine, avec une verge de Cornelier, ne se souvenant que cela luy avoit esté defendu par les Medecins, devint enragé, et mourut miserablement. Ferdinand Ponzet[208], en son livre des venins, dit qu'il a cognu un homme mordu d'un chien enragé, qui s'estoit lavé en la mer, lequel on estimoit pour cela estre guery, lequel plusieurs mois apres, ayant touché du bois de Cornelier, devint malade.

Aurelianus[209] dit que d'autres estans blessez avec les ongles d'une beste enragée, sont devenus enragez. On racompte d'une femme, qui ayant esté ainsi un peu egratignée au visage, par un petit chien, tomba en la peur de l'eau ou Hydrophobie. Apres la morsure, les uns deviennent plustost enragez que les autres : les uns apres un ans, ou encores plus tard, mais la plus part en quarante jours.

Brunschweig en sa Chirurgie, Traicté 2 chap. 14. Les mauvais accidens, comme dit Gordonius, ne se monstrent souvent du commencement, mais un mois apres, un an, voire 6 ans[210].

---

204 *De arte cognoscendi venena*, in *Opera Medica Omnia*, éd. citée, p. 1566.

205 *Das Heidelberger Artzney-Buch 1568 des Christoph Wirsung : Naturheilkunde in der Frühen Neuzeit*, part. 7, ch. 4 (éd. citée, p. 672).

206 P. A. Matthiole, *Commentaires*, liv. VI, ch. 39 (éd. citée, p. 585).

207 Il s'agit en fait d'un seul arbre, le cornouiller sanguin, ou bois puant, qu'on trouve en Europe.

208 Ferdinand Ponzet ou Ponzetta, napolitain d'origine (mort à Rome le 2 septembre 1527 à l'âge de 90 ans), trésorier du Pape Léon X, évêque de Melfi et de Grosseto, créé cardinal de Saint-Pancrace en juillet 1517. Le livre des venins dont il est question ici semble avoir disparu.

209 *De acutis morbis*, lib. III, cap. 3.

210 Hieronymus Brunschwig, *Das Buch der Cirurgia*, tract. 2, cap. XIIII (éd. citée, p. 67).

[79] J'ay veu moy-mesmes un enfant, qui avoit esté mordu d'un chien enragé, auquel les playes qui estoyent gueries, un an apres commencerent à devenir rouges, et l'enfant devint enragé, et mourut.

Adam Schnitlin, Chirurgien à Mesevaut, m'a asseuré, que l'an 1576 à Haffnerseel[211], en Baviere, un chevaucheur aagé d'environ 40 ans, ainsi qu'il pensoit monter à cheval, fut mordu par derriere en la cuisse, auquel au bout d'un an, et six sepmaines, sa playe devint livide, et luy tellement enragé, qu'estant attaché, se mordoit les bras, et mourut en deux jours.

Celsius[212] escrit, en son livre 17 chapitre 28 qu'Albert le grand, en son livre septiesme, des bestes, fait mention d'un homme qu'il a veu, qui ayant esté mordu au bras par un chien enragé, la cicatrice commença à s'enfler en la septiesme année, et mourut en deux jours.

Actuarius[213], livr. 6 de sa Methode, chap. 11 dit que les plus petites playes des bestes enragées, semblables à des scarifications, sont les plus dangereuses. La crainte d'eau, ou Hydrophobie, n'a point de jour certain, car le plus souvent elle assault les plus negligens, apres le quarantiesme jour. Aucunefois apres six mois, et un an estant passé, comme nous l'avons observé, par experience. Il y en a qui racomptent, que d'aucuns ont esté saisis [80] de la peur d'eau apres sept ans.

Fracastorius escrit en son deuxiesme livre, des maladies contagieuses, cha. 10[214] : « La venenosité de la dent et escume de l'animal enragé, rarement monstre sa contagion devant le 20 jour, le plus souvent apres le trentiesme, à beaucoup, apres les quatre ou six mois, à d'aucuns, apres cinq ans, comme d'aucuns ont escrit. J'ay veu moy-mesme un enfant, auquel huict mois apres la morsure, la contagion se monstra, et mourut incontinent. On escrit, que si un mordu de beste enragée, couche souz un Sorbier ou Cormier, qu'il devient enragé ».

Aece[215] dit, que pour preserver, quand le temps de la morsure approche, il faut purger avec de la Hyere, et puis prendre de la Theriaque par trois jours.

---

211 Ce chirurgien et cette ville que Bauhin semble pourtant bien connaître, sont restés introuvables.

212 Cette référence n'a pu être retrouvée.

213 Actuarius, *Methodo Medendi libri sex*, cap. 11 (éd. citée, p. 313).

214 Bauhin paraphrase ici Fracastoro, voir *Les trois livres de la contagion*, liv. II, ch. 10 (éd. citée, p. 145-146).

215 Aetius Amidenus, *Constructae ex veteribus medicinae tetrabiblos*, tetr. II, serm. 2, chap. 24, in H. Estienne, *Medicae artis principes*, col. 263.

Ayant monstré les moyens de preserver ceux qui sont mordus des chiens enragez, il faut aussi advertir ceux qui traictent et gouvernent les malades saisis d'Hydrophobie et rage, de prendre bien garde à eux, et de les hanter et frequenter avec grande discretion, de peur qu'ils[216]n'en reçoivent du dommage.

Dioscoride[217] escrit une Histoire, d'un, qui en traictant et curant un sien amy trop familierement, devint enragé. Galien[218] dit aussi, que l'escume du chien enragé, touchant quelque partie, [81] du corps nu[219], quelle qu'elle soit, que l'homme devient enragé, comme s'il estoit mordu, mesmes que la rage laissera de se monstrer de six mois. Matthiol[220] dit, que personne ne mette en doubte, que l'escume puisse engendrer une infection mortelle, car j'ay veu l'effect par deux fois. Avicenne, non sans cause commande, de ne manger ny boire ce que reste aux enragez de leurs viandes[221]. Ambroise Paré dit : « Le venin de la rage a la vertu, non seulement de faire enrager celuy qu'il mord, mais aussi ceux ausquels il aura jetté son escume, ou bavé contre leur peau, si elle y fait long sejour, mais si elle est essuyée, et le lieu promptement lavé d'eau salée, ou d'urine, elle ne fera aucun mal[222] ». De mesmes Levinus Lemnius[223] dit, que l'escume et salive, si elle s'attache à quelque partie du corps, sans morsure aucune, qu'elle apporte grand dommage et nuisance, estant mortelle et contagieuse, si elle n'est incontinent lavée avec quelque chose salée. Jaques Foullons, Escuyer, en sa Venerie[224], monstre le danger estre grand entre les chiens enragez, quand il dit qu'« il les faut oster d'avec les autres, et les enfermer, car leur haleine pourroit infecter, et faire enrager les autres chiens, par ce que telles maladies se prennent entre eux, comme la peste entre les hommes ».

[82] Ceux qui prendront bien garde à la venenosité, qui est en la bave et escume des personnes, chiens, et autres bestes enragées, suyvront le

216 Corr. de *il*

217 *Les six livres de Pedacion Dioscoride d'Anazarbe de la matiere medicale*, liv. VI, ch. xxxv (éd. citée, p. 531).

218 Selon lui, l'attouchement de la seule bave suffit à déclencher l'hydrophobie, voir *Des lieux affectés*, liv. VI, ch. 5 (in *Œuvres médicales choisies*, t. II, trad. Ch. Daremberg, intr. A. Pichot, Paris, 1994, p. 258).

219 Corr. de *nue.*

220 P. A. Matthiole, *Commentaires*, liv. VI, ch. 36 (éd. citée, p. 582).

221 La référence exacte n'a pu être retrouvée dans le *Canon medicinae* (lib. 4, fen. 6, tract. 4, cap. 8 et 9) que Bauhin cite ailleurs.

222 *Des venins*, ch. 19, in *Œuvres complètes*, éd. citée, vol. 3, p. 308.

223 Levinus Lemnius, *Occulta naturae miracula*, lib. 3, cap. 5 (éd. citée, p. 326).

224 Jacques du Fouilloux, *La Venerie*, éd. citée, fol. 79.

conseil que j'ay donné à Messieurs de Beffort, et brusleront ou enterreront les habits, et tout ce qui aura esté touché de ladite bave, ou bien ce qui ne se pourra brusler, le laveront diligemment avec eau bouillante, cendre et lexive.

À ce propos, faut remarquer une Histoire en Aurelian, qui dit au livre 3, chap. 9 des maladies aiguës, qu'on recite une Histoire d'une cousturiere, laquelle recousant un habit deschiré par morsure d'une beste enragée, en arrengeant avec la bouche et la langue les bors, pour mieux faire sa cousture, devint enragée au troisiesme jour.

Sanctes Ardoynus[225] dit que la salive des chiens enragez, tombant sur quelqu'un, il devient enragé.

Il faudra aussi faire enterrer profondement toutes les bestes mortes enragées.

Pour conclusion du regime, et des remedes qu'on doit user à l'endroict des mordus, par les Loups, Chiens, et autres bestes enragées, j'ay trouvé bon de mettre icy un exemple d'un, mordu par un chien enragé, curé, traicté, et guery, avec bonne methode, par [83] François Valeriole[226], Medecin tresdocte et excellent, que j'ay veu en Arles en Provence, l'an 1561, duquel il parle en son livre, des observations medicinales, en ceste façon : « Flore du Porcelet, enfant de 16 ans, fut mordu par un chien enragé en la jambe, aupres de la cheville du pied, et incontinent mené en un village, qu'on appelle Les sainctes Maries, d'autant que vulgairement on estime, que ce lieu là est dedié pour ceux qui sont mordus par les chiens enragez, joinct aussi, que les malades se lavent là en la mer, ce que beaucoup ont estimé estre salutaire. Il demeura là neuf jours, revint à Arles, avec les ulceres empirez, il regardoit de travers, estoit taciturne et pensif, tellement qu'il y avoit desja signe d'une maladie melancholique. Soudainement je me mis en devoir d'empescher la peur de l'eau, voyant les ulceres livides et sordides, je recourus promptement aux[227]forts remedes, d'autant qu'il avoit le ventre retraint, je luy donne ce clystere : Prenez Malve, Guimalve, avec leurs racines, fueilles de violettes, Branque ursine, Mercuriale, Melisse, de chacun une poignée, fleur de Camomille, Melilot, Rosmarin, chacun une demye poignée, Epithyme, demye once, du creu ou son maigre,

225 *Opus de venenis*, lib. VII, cap. 2, *Causa vulneris* (éd. citée, fol. 76vo).

226 François Valleriole, *Observationum medicinalium*, t. 6, liv. 3 (Lugduni, apud A. Gryphium, 1573, p. 128).

227 Corr. de *au*

une poignée, faites tout bouillir dedans du bouillon d'une [84] teste, et d'une froissure de mouton, puis adjoustez une once de Catholicon, et trois dragmes de confection Hamech, d'Huile violet, quatre onces, Sucre rouge, une once. Apres avoir rendu le clystere, je bruslay avec un fer chaut les ulceres, suyvant le commandement de Galien[228], ce qu'ont ordonné aussi Paul[229] et Aece[230], et n'y a plus souverain remede que la bruslure, en la morsure des bestes venimeuses. Je fis puis tomber l'escarre et croutes de la bruslure, avec du beurre frais, le jaulne d'œuf, et de la graisse de pourceau, adjoustant d'aucunesfois du Basilicum. Le venin estant retiré, par ce qu'il s'estoit lavé neuf jours avec l'eau de mer, et par le cautere appliqué, et par le cataplasme ensuyvant, qui avoit vertu d'evoquer le venin, voyant qu'il estoit replet, et plain de mauvais humeurs, je luy tiray du sang, puis luy donnay des Syrops contre l'humeur melancholique, par huict jours. Apres un medicament purgatif, que je reitere par intervalles, quoy fait, luy fis prendre par quarante jours des medicamens propres, contre les morsures des chiens enragez. J'entretins les ulceres ouverts par 6 jours, nettoyant les matieres purulentes avec abstersifs, puis le laissay fermer au 70 jour. L'Aposeme fut ainsi fait : Prenez de la Bourache, de la Buglosse, de la [85] Patience, ou Lapathum avec leurs racines, de chacun une poignée, des sommitez de Houblon, de Fumeterre, de Fresne, de chacun une demye poignée, de Melisse et Betoine, de chacun une poignée, semence de Citron, Oseille, Chardon benit, de chacun deux dragmes, Polypode, qui est creu sur le chesne, une once, raisins de Damas sans les grains, vingt, Epithyme, demy once, des trois fleurs cordialles, de chacun demy poignée, Escrevice de riviere six, faites bouillir tout en eau d'orge, jusques à deux livres, l'ayant coulé, adjoustez suc de Fumeterre, Houblon, de pommes de bonne odeur, de chacun quatre onces, vinaigre, trois onces, faites en un Syrop clarifié, et aromatisé, avec une dragme de pouldre Theriacale de Guydon, pour quatre matinées, le reiterant par trois ou quatre fois.

Ayant usé par huict jours de cest Aposeme, et voyant signe de concoction en l'urine, je luy ay donné la purgation en ceste façon : Prenez trois dragmes de fueilles de Sené triées, Epithyme, une dragme et demye,

228 Galien, *De Antidotis Libri duo*, lib. II, cap. 11 (Parisiis, apud Simonem Colinaeum, 1535, p. 55-56).

229 Paul d'Égine, *Opera*, lib. 5, cap. 2 (éd. citée, fol. 146).

230 Aetius Amidenus, *Constructæ ex veteribus medicinæ tetrabiblos*, tetr. II, serm. 2, ch. 24, in H. Estienne, *Medicae artis principes*, col. 261.

Anis et canelle, chacun deux scrupules, des trois fleurs communes, fueilles de Melisse et Betoine, de chacun un pugile, faites une decoction de tout, jusques à quatre onces, coullez la, et meslez avec l'expression de quatre scrupules de Rha-[86]barbe infuse, avec un peu de canelle dedans du puron de laict, par une nuict, et exprimez, adjoustant de la confection de Hamech, de la premiere description deux dragmes et demye, Theriaque, pouldre Theriacale de Guydon, de chacun deux scrupules, Syrop rosat, Syrop de pommes, de chacun une once. Ce breuvage evacua beaucoup de matieres bilieuses et melancholiques. Le lendemain, je luy baillay du Theriaque, avec de la pouldre de Betoine, et du sucre. Le cataplasme pour evacuer le venin, estoit faict en ceste façon : Prenez trois oignons blancs, vuidez-les un peu, puis les remplissez de Theriaque, et les couvrez de l'oignon qu'avez couppé, puis cuisez-le sur la brase, apres pilez-les et passez, et adjoustez de la pouldre d'Aristolochie longue et ronde, de chacune trois dragmes, Galbanum, Bdellium, Myrrhe, de chacun demy once, pouldre d'Escrevice de riviere, cinq dragmes, meslez tout ensemble, et formez le cataplasme.

L'Escarre estant tombé, j'usois de resine avec de la pouldre d'escrevice de riviere, et de la racine d'Aristolochie ou Sarrasine. Pour emplastre, je faisois mettre cestuy-cy : Prenez Galbanum, Sagapenum, Opopanax, de chacun demye once. Euphorbe, Iris de Florence, [87] Aristolochie ronde, Gentiane, de chacun une dragme, pouldre d'escrevice, deux dragmes, Terebenthine deux onces, de cire tant qu'il en faut. Cest emplastre tiroit une grande quantité de sanie mauvaise, et empeschoit que l'ulcere ne se fermist. J'ay aucunefois usé d'emplastre de Diapalma, ou Diacalcitis dissout, avec huile rosat. J'ay fait user au malade par 40 jours de ceste pouldre : Prenez de la cendre d'escrevice de riviere, dix onces, de Gentiane, cinq onces, d'Encens une, meslez tout ensemble. La dose estoit de deux dragmes, avec eau de Buglosse. Je faisois brusler les escrevices en un vaisseau de cuyvre, comme l'enseigne Aece[231]. Sur la fin de la curation, je luy ay donné de l'Epithyme, avec le puron de laict de Chiévre. Aucunesfois j'ay usé de Catholicon, et de confection Hamech. J'ay fait souvent laver l'ulcere avec l'urine d'un adolescent, car elle attire fort le venin, comme dit Avicenne[232] en la curation du chien enragé.

231 Aetius Amidenus, *Constructæ ex veteribus medicinæ tetrabiblos*, tetr. II, serm. 2, ch. 24, in H. Estienne, *Medicae artis principes*, col. 261.

232 Avicenne, *Canon medicinae*, lib. 4, fen. 6, tract. 4, cap. 9 (éd. citée, t. 2, p. 224).

Aece[233] dit, que l'Hippocampus est profitable contre la frayeur de l'eau, et l'ayant mangé, fait aimer l'eau, mais je n'en ay point usé en traictant ce malade, pource, que par la grace de Dieu, il ne tomba point en l'Hydrophobie. Voila la methode que j'ay usé, pour curer une si cruelle maladie. Le patient fut guery, et ren-[88]dit grace à Dieu nostre Sauveur, tout puissant, et tout bon, à qui soit honneur et benediction à tout jamais.

J'ay recueilly tout ce que j'ay peu trouver, et estimer estre necessaire, pour garder, que ceux qui sont mordus par chiens et Loups enragez, ne deviennent enragez, et qu'ils[234] ne nuisent aux sains. Pour fin, considerant qu'il est de besoing, pour conserver tout un pays, de deschasser et extirper les Loups enragez, ce qui ne se peut faire commodement avec les chiens, craignant qu'estans mordus, ils ne deviennent enragez, n'ayant l'industrie de se contregarder, preserver, et defendre, comme les hommes, m'a semblé n'estre inconvenient, de mettre icy la chasse du Loup sans limiers, chiens courans, et Levriers, avec les rets et filets, comme la descript Jean de Clamorgan, Seigneur de Saane[235], en son livre, de la chasse du Loup, chapitre 20 disant : « Il faut donc de longue main faire apprest de rets de menu cordage et raiseaux, pour tendre aux grands chemins, mesmes des lassieres, puis à quelque jour de petite Feste, non pas au Dimanche, qu'il faut garder selon le commandement de Dieu, faire assembler tout le peuple voisin, et proche d'alentour du bois ou buisson, où hantent et se retirent les Loups, et ordonner à ceux [89] de chacune Paroisse, certains lieux et places pour se camper. Apres que les compaignies seront arrengées, et separées l'une de l'autre, la longueur d'une picque, faudra entrer dedans le bois, menant grand bruit de trompes, cornets, tabourins, huant tousjours, tirant droit où sont les filets et rets tendus, n'ayant crainte de passer ronces ny espines, car c'est où le Loup se cache, et laisse passer sans sonner mot, ceux qui courent apres luy, dont est venu le Proverbe : Il fait le Loup à la carriere[236]. Les Paroisses donc chemineront en bonne ordonnance, conduite chacune par un des principaux de la bande, à fin

233 Aetius Amidenus, *Constructæ ex veteribus medicinæ tetrabiblos*, tetr. II, serm. 2, ch. 24, in H. Estienne, *Medicae artis principes*, col. 262.

234 Corr. de *il*

235 Bauhin reproduit ici dans son intégralité le chapitre 20 de *La chasse du loup necessaire a la maison rustique* (voir éd. citée, fol. 20-21).

236 On sait le goût des seigneurs de Montbéliard pour la chasse. Tandis que venaison et oiseaux étaient recherchés pour la table, daim, loups et renards étaient hautement prisés pour leurs peaux et leurs fourrures. Les inventaires du seizième siècle ont permis de retrouver les traces de cette passion de la chasse : les filets pour prendre le gibier à

de leur faire garder bon ordre, et traverser tout le bois jusques à l'endroit des rets et filets, et s'il y a des Loups, ils ne failliront à sortir, mesmes on les pourra haster par les petits Levriers ou Mastins, mis en l'estricque à la partie du bois. Et s'il advient que le Loup ait passé les huttes de ceux qui seront à la garde des filets, on jettera incontinent apres ses fesses un court baston, pour l'esbrouer[237] et haster davantage, à fin qu'il n'ait la cognoissance du filet. Par ce moyen il ne faillira de se jetter dedans l'une des rets, ou bien dans la lassiere ou raiseau, alors sera facile aux gardes des filets, de les tuer. Dés qu'il sera tué, faudra incontinent [90] tendre les rets ou lassieres, et se retirer chacun en sa hutte pour attendre les autres. Et sur tout, faut que les huttes soyent bien espaisses, ou de toille teincte, comme j'ay dit cy devant. Au surplus, à fin que tout le peuple assemblé, estant chacun en sa place, sçache au certain le temps, qu'il devra entrer dedans le bois, on tirera un coup de boitte d'artillerie, ou bien d'une grosse harquebuze, qui sera pour signal d'entrer avec grand bruit dedans le bois. Et est bien requis avoir sur les filets, gens qui entendent à faire la haye, pour lassieres et raiseaux, mesmes à les tendre, et principalement les rets que j'ay fait tendre souventesfois sur Fouchete, avec un margouillet ou billebouquet, qui est mis par dessouz le Maistre de la rets, et à chacun des fourcherons, des fourches, mises l'une avant, l'autre arriere, comme appert en la figure cy devant, qui est la meilleure, et plus soudaine façon de tendre les rets, et trop meilleure que sus les pieux.

Faut donner ordre aussi, que les Maistres des rets soyent bien attachez à arbres, ou à gros pieux fischez en terre, selon la longueur des rets. Il y a aussi bien à regarder, pour bien faire une haye pour les lassieres, car le plus souvent ceux qui les font, ne l'entendent pas bien, car ils les font toutes droites, et sont trop meilleures, [91] ainsi que l'avons figuré cy devant, car à chacun ongle, on met une laniere, et peut ladite haye servir pour deux costez. Il y a davantage, que jamais Loup, Sanglier, ou Chevreul, ne se tournera pour passer à costé, voyant l'ouverture devant luy, ayant la haye des deux costez qui luy conduisent en allier de tonnelet. Au reste, sur tout faut, s'il est possible, tendre les pans de rets et lassieres à bon vent ».

FIN.

poil, l'équipement de chasse (épieux, épées de chasse, glaives, cors de chasse), etc. Voir Cuisenier, « La vie à la cour des princes de Wurtemberg Montbéliard », p. 91-93.

237 Corr. de *esbroner*

ANNEXE I

Principaux écrits du seizième siècle traitant de la rage

1544 Pierandrea Mattioli, *Commentaires*, Venise.
(Biblioteca Berenson, Cambridge, Mass., microfilm IB 1601 roll 351 item 6 ; Botany Arnold, Ka D62mi 1544).

1546 Marco Antonio Montisiano, *Quaestiones medicinales adversus nonnullos antiquos, et nostrae aetatis medicos*, Venetiis, apud A. Bruciolum et fratres ejus.
(Bibliothèque nationale de France, Paris, 4-T21-20).
Girolamo Fracastoro, *De contagionibus, de morbis contagiosis et eorum curatione*, Venise.
(Cette édition, mentionnée dans de nombreux travaux de recherche, reste aujourd'hui introuvable).

1548 Jean Fernel, *De abditis rerum causis*, Parisiis, apud A. Wechelum.
(Bibliothèque nationale de France, Paris, FOL-TE7-9).

1557 *Les sept dialogues de Pictorius, traictans la manière de contregarder la santé par le moyen des six choses que les médecins appellent non-naturelles*, Paris, pour Gilles Gourbin, à l'enseigne de l'Espérance, près le Collège de Cambray.
(Bibliothèque nationale de France, Paris, 8-TC11-39).

1561 Jacques du Fouilloux, *La Vénérie*, Poitiers, par les de Marnefz et Bouchetz frères.
(Bibliothèque nationale de France, Paris, RES M-S-33).

1568 Jacques Grévin, *Deux livres des venins, ausquels il est amplement discouru des bestes venimeuses, thériaques, poisons et contrepoisons*, Anvers, Christophe Plantin.
(Bibliothèque de l'Arsenal, Paris, 4-BL-3216).

1571 Juan Bravo, *De Hydrophobiae natura, causis, atque medela, liber unus*, Salamanticae, excudebat J.-B. a Terranova.

(Bibliothèque nationale de France, Paris, 8-TD85-6).

1572 Ambroise Paré, « Des morsures et piqueures venimeuses », in *Cinq livres de chirurgie*, Paris, André Wechel.
(Bibliothèque nationale de France, Paris, RES-TE37-3).

1575 George Gascoigne, *The Noble Arte of Venerie or Hunting*, London.
(British Library, Londres, G. 2372 [2]).

1578 Julien le Paulmier, *De morbis contagiosis libri septem*, Parisiis, apud D. Du-Val.
(Bibliothèque de l'Arsenal, Paris, 4-S-2169).

1580 Girolamo Mercuriale, *Tractatus de maculis pestiferis, de hydrophobia*, Patavii, apud P. Mejetum.
(Bibliothèque nationale de France, Paris, 4-TD53-44).

1584 Petrus Salius Diversus, « De affectionibus particularibus », in *De febre pestilenti tractatus*, Bononiae, apud Ioannem Rofsium.
(Bayerische Staatsbibliothek, Münich, 4 Path. 277).

1586 Andrea Bacci, *De venenis et antidotis … et De canis rabiosi morsu et ejus curatione*, Romae, apud V. Accoltum, impresis J. Martinelli.
(Bibliothèque de l'Arsenal, Paris, 4-S-2196).

1598 *Discours de Monseigneur Guillaume le Blanc, évesque de Grasse et de Vence, à ses diocésains, touchant l'affliction qu'ils endurent des loups en leurs personnes et des vermisseaus en leurs figuiers en la présente année mil cinq cent nonante-sept*, Lyon, J. Favre ; Tournon, C. Michel.
(Bibliothèque nationale de France, Paris, 8-LK3-223).

ANNEXE II

Deux livres des venins, il est amplement discouru des bestes venimeuses, theriaques, poisons et contrepoisons[1]

DU CHIEN ENRAGÉ
Chapitre XXXV

[163] D'autant que le Chien est domestique et familier de l'homme pendant qu'il est sain, d'autant luy est il ennemy depuis qu'il est sorti de sa nature acoustumée, laquelle il perd quelquefois par une espece de maladie qui luy est fort commune et particuliere entre touts les autres animaux, et par laquelle il est faict non moins dangereux que les serpens et les bestes desquelles nous avons parlé cy devant. Ce qui a esté cause que je l'ay mis en ce livre, à fin qu'à bon droict il ne me fust reproché d'avoir expliqué ce qui est moins congneu et necessaire aux François, et avoir laissé ce dont ils ont le plus à faire. Car encores que, dieu mercy, nature ait tellement favorisé nostre Gaule entre toutes les autres nations, que comme desarmant ces monstres venimeux, elle vueille que nous marchions par dessus sans crainte de leurs morsures ; toutefois elle en a laissé quelques uns plustost pour les rendre soingneux que pour envie qu'elle eust de leur faire mal. Entre lesquels d'autant que celuy qui ordinairement est à nostre suite, est le plus dangereux, d'autant devons nous estre mieux preparez, si daventure il eschet qu'un tel malheur nous advienne. Je deduïray donques le plus brievement qu'il me sera possible, la nature du chien enragé, [164] la force de son venin, et les accidents survenants apres sa morsure, puis je parleray de la guerison.

1 Jacques Grévin / À Anvers, / De l'Imprimerie de Christofle Plantin / MDLXVIII.

Le Chien, lequel de sa nature est genereux, amoureux et flateur, et qui pour ceste cause est caressé de l'homme plus que nul des animaux domestiques, est subject à trois sortes de maladies, à sçavoir à la rage, à la squinancie et aux galles, desquelles les deux dernieres ne sont contagieuses encore que le plus souvent il en meure. La premiere est contagieuse, tellement qu'il communique la mesme affection en celuy qu'il mord (si de bonne heure on n'y met ordre) soit un homme ou une autre beste. Ce mal toutefois gaingne bien plustost la nature des autres animaux que celle de l'homme ; pour ceste cause Aristote escript que les chiens et les autres bestes meurent de la rage devant l'homme (car, ainsi faut il selon Leonicene corriger le passage d'Aristote, et ne penser qu'il eust esté si peu experimenté que d'avoir voulu dire que l'homme ne meure point de la rage, comme il semble à ceux qui lisent et retiennent le mot Grec qui signifie *excepté* au lieu qu'il faut mettre celuy qui signifie *devant*). Il y a deux causes pour lesquelles les chiens deviennent enragez, toutes deux contraires. La premiere est la grande chaleur ; la seconde est la grande froidure. Ainsi les anciens ont escript que le plus souvent ils enragent és jours caniculaires, et en hyver durant les grandes gelées, principalement és regions, ausquelles il y a de grandes et subites mutations des saisons. Ce qui advient pour autant que les chiens sont de leur nature chauds et secs, et par consequent ils ont beaucoup d'humeurs melancoliques bruslez, lesquels s'augmentent par les mutations subites, telles que nous les appercevons en automne, et se bruslans davantage par les grandes chaleurs ils esmeuvent une fiebvre ardante et une phrenesie dans le corps du chien, laquelle nous nommons rage, et est distinguée en deux par les veneurs, en chaude ou desesperée, et en celle qu'ils nomment rage courante. Ceste chaleur est augmentée en esté par l'air penetrant jusques au dedans de leurs humeurs, et en hyver par l'a-[165]bondance de la chaleur de dedans, laquelle estant repoussée à raison de l'air froid s'augmente et s'alume et avecque soy faict allumer les humeurs pourrissants, lesquels sont d'autant plus dangereux que ne pouvants s'esvanouir par les pertuis du cuir (qui pour lors sont du tout fermez) ils demeurent dedans et font les mesmes accidents que la grande chaleur de l'esté. Ceste raison me semble estre plus approchante de la verité que celle de quelques uns, lesquels ont escript que la rage se fait en hyver par la vertu de la froidure qui gele le sang, car tant s'en faut que le sang gelé puisse esmouvoir une telle fureur qu'au contraire il engourdiroit tellement les esprits qu'il faudroit à l'instant que le chien mourust, voire devant qu'il fust gelé ; joinct aussi que le sang ne se peut geler dans le corps que premierement la vie appuyée en la chaleur naturelle n'en soit du tout dehors. Il ne faut point doubter toutefois qu'avecque ceste cause exterieure il n'y ait une promptitude ou aptitude de la nature du chien par laquelle cest humeur, est engendré, à laquelle Galen ayant esgard a escript au sixiesme livre Des parties malades, qu'entre touts les animaux il n'y a que le chien lequel de soy-mesme enrage, ce qui semble avoir grande apparence, encore que plusieurs ayent pensé qu'il y eust des autres animaux de pareille nature. Mais je ne me veux arrester à demesler ceste question, à sçavoir si les autres animaux qui enragent, ont esté premierement morduz par les chiens enragez ou s'ils le deviennent de leur propre nature. Tant y a que le chien ainsi malade a la vertu non seulement de faire enrager ceux qu'il mord, mais aussi ceux contre la peau, desquels il aura jecté de son escume, car elle retenant la nature des parties, dont elle procede (ainsi que j'ay dict en un autre endroict) porte ce venin tellement subtil, que facilement il passe par les pertuis du cuir, et estant attiré dans les arteres par le continuel mouvement d'icelles, il est conduict en la parfin au demourant du corps. L'on a encore adjousté d'autres causes avecques les deux premieres, lesquelles ont vertu de faire pourrir les humeurs des chiens comme [166] l'usage des charongnes qu'ils mangent ordinairement et des eaux pourries qu'ils sont contraincts de boire quelquefois. Pline a escript que les fleurs des femmes faict enrager les chiens qui en goustent, et que tel venin est incurable, ce qui me semble avoir esté dict plustost par une envie qu'il a d'en mal dire, que pour quelque experience qu'il en eust faicte. Car c'est une chose asseurée que le sang de soy-mesme n'est vicieux, sinon en quantité, pourautant que nature l'a destiné pour la nourriture de l'enfant dedans le ventre, au defaut duquel il est necessaire qu'il soit jecté hors. Bien est il vray que si par quelque inconvenient il est retenu, il se gaste et se pourrist, tellement qu'il est cause de fort grandes maladies, telles que nous voyons ordinairement advenir aux jeunes filles à marier et aux veufves. Lon dict encore davantage que les chiens qui mangent des choses fort chaudes, sont facilement pris de ceste maladie, à cause qu'eschauffant leur sang, lequel de soy est prompt à s'esmouvoir, elles engendrent la fievre. Il se faut donc bien garder de faire manger aux chiens les viandes pourries, espicées et autres telles, lesquelles sont chaudes et eschauffent merveilleusement. Mais ce n'est assez de congnoistre les causes de ce malheur, si estant advenu, nous ne sçavons les moyens de bien recognoistre le chien ainsi malade, à fin de nous en garder. Les signes par lesquels nous nous en pouvons appercevoir, ont esté escripts assez amplement par Dioscoride, Galen, Aesse et Paul Æginete en ceste façon. Le chien enragé a la queuë et les oreilles fort pendantes, il regarde de travers et plus melancoliquement que de coustume. Il se jecte indifferemment sur tous ceux qu'il rencontre, soyent bestes ou hommes, autant sur les congnus que les estrangiers, et ce sans abayer premierement. Il escume fort par la gueulle et les naseaux ; il ne veut ne boire ne manger ; il est communement gresle et sec. Il a les yeux rouges, et haletant il tire le plus souvent la langue hors de la gueulle toute roussatre ou noiratre ; il marche pas à pas, et est quasi comme tout endormy. S'il se met à courir, il va d'un costé et puis d'autre, et court plus vistement que [167] de coustume. Les signes du chien enragé ont esté compris en une response faicte aux calonnies d'un mesdisant, en ces vers :

Retirez vous arriere, à fin que vostre veue
Ne se souille, voyant une beste incongneue,
Qui pleine de cholere et d'un cœur forcené
Se jette à travers champs d'un pas abandonné.
Elle a l'œil de travers et la gueulle escumante,
Ses naseaux sont remplis d'une escume sanglante,
Le boire et le manger luy sont à contrecœur,
Son œil est esclerant plein de haine et rancœur :
Elle mord un chacun, sans faire difference
Des incongneuz à ceux dont elle a congnoissance :
Elle est maigre de corps et sans cesse luy pend
Du gosier desseiché la langue d'un serpent :
Elle baisse la queuë, et de ses grands oreilles
Elle bat son museau plein de grosses abeilles,
Qui sans fin la piquants de leurs grands aiguillons
Luy font prendre chemin, ores par les seillons
De nouveau labourez, ores par les bruyeres,
Ores par les forets, ores par les jacheres.

Voyla les moyens qu'il y a de recongnoistre le chien qui est enragé. Toutefois il advient bien souvent que les hommes sont blessez par ceux ausquels ils n'auront apperceu tels signes, comme n'y ayant pris garde de si pres. Parquoy il est tresnecessaire d'y adviser diligemment, à cause du grand inconvenient qui en advient, car cela ne se peut congnoistre par la playe, laquelle est en tout et par tout semblable à celle qu'un chien non enragé auroit faicte, ainsi qu'escript Galen au livre des Sectes. Pour ceste raison quelques uns ont escript des moyens de la congnoistre : c'est que si lon met l'espace d'une nuict des noix dessus la playe, et que le lendemain on les baille à manger aux poulles, on les trouvera mortes le jour ensuyvant, si la morsure est d'un chien enragé. Item si lon met du sang sortant de la playe dessus du pain, et que lon le presente à un chien fort affamé, tant s'en faut qu'il le mange que [168] mesmes il ne daignera le fleurer.

Ceste experience toutefois ne me semble assez suffisante, encore que Oribase et plusieurs apres luy l'ayent escripte. Dont il sera necessaire de s'enquerir diligemment du chien par lequel lon aura esté blessé, à celle fin de ne cheoir aux inconvenients de la maladie parfaicte, que les Grecs ont nommé Hydrophobie, c'est à dire crainte d'eau, pourautant que ceux qui en sont malades ont l'eau en horreur sur toutes choses, encore qu'ils soyent extremement alterez. Car le venin estant entré par la plaie ou par les pertuis du cuir, gangne peu à peu sans aucunement s'arrester és parties, par lesquelles il passe, tellement que lon est quelquefois quarante jours sans y rien appercevoir, quelquefois deux mois, ou six, et quelquefois un an tout entier. Lon a mesmes escript de quelques uns, lesquels sept ans apres avoir esté blessez, tumberent en cest inconvenient ; toutefois il s'en trouve quelques uns lesquels peu de temps apres qu'ils sont blessez commencent à craindre l'eau et toutes autres choses humides. Le venin donques estant parvenu jusques aux grandes veines et au cerveau commence à gaster l'imagination, la raison et la memoire, tellement que l'homme en devient fol et se deschire soy-mesme. Il mord et esgratigne les premiers venuz ; il hurle, il crie, et endure des retirements des nerfs. Il est rouge par tout le corps, et principalement par la face ; il a de grandes sueurs et des defaillances. Il se tourmente et entre en fureur lors qu'il voit l'humidité, et les choses resplendissantes, comme les miroirs à cause de l'horreur et la craincte qu'il a de soy-mesme, lors qu'il se voit là dedens, et à cause aussi (comme aucuns des anciens ont escript) qu'il pense veoir tousjours un chien dedans l'eau ou dedans les miroirs. Aussi Aesse raconte d'un philosophe, lequel commençant à estre malade de ceste maladie, se voulut mettre au baing, là où appercevant la figure d'un chien, raisonna en soy mesme, et dict : « Qui a il de commun entre un baing et un chien ? » Lors il s'asseura, entra dedans, et beut de l'eau, dont il fut guery. Avecques touts ces accidents le malade sent une grande seiche-[169]resse de toute la bouche, et, comme j'ay dict, une soif non étaindible sans appetit de boire, pourautant que desja son corps a pris une affection contraire à la naturelle, dont il advient qu'il ne desire les choses qui naturellement appaisent la soif. Il est tellement tourmenté par ces accidents qu'en la parfin vaincu de douleur et de travail il meurt, principalement alors que le venin est entré dens le cœur. Car il ne se trouve point de remede, depuis qu'ils sont cheuts en ceste rage telle que nous l'avons descripte, et ne se list point que personne en soit eschappé, sinon un ou deux lesquels avoyent esté blessez par des hommes enragez et non par des chiens. Aussi la rage qui survient en ceste maniere n'est pas si dangereuse et vehemente que l'autre, car le venin a perdu quelque partie de sa force, tellement qu'encore seroit elle moins dangereuse en celuy qui auroit esté blessé d'un homme, auquel un autre auroit donné son mal. Or encores que ces maux soyent tels, si ne faut il penser qu'ils adviennent tous en un coup, car premierement l'homme devient pensif, et murmure entre ses dents ; il respond sans propos, et commence à devenir cholere plus que de coustume ; il voit en dormant une infinité de songes fantastiques, quelques uns sont encore passez plus outre et ont escript qu'il jecte en urinant des morceaux de chair faicts en maniere de petits chiens. Ce qui advient plustost, (si lon doibt croire qu'il advienne) par une oculte et indicible cause, comme aussi la pluspart de celles qui esmeuvent les actions des venins ne se pouvoit tirer d'ailleurs, et sommes contraincts au defaut des naturelles d'avoir recours à celles qui sont par dessus la nature. Mais à fin de ne cheoir en ces inconvenients tant estranges, il faudra mettre ordre de bonne heure que les remedes necessaires soyent cerchez, lesquels ont esté experimentés et approuvés, tant par les anciens que modernes. Je sçay bien que les hommes addonnez naturellement aux superstitions ont inventé une infinité de remedes autres que Dieu n'a ordonnez, et se sont desbordés jusque la, qu'ils ont pensé n'y avoir autres moyens d'estre [170] garenty de ceste maladie que par imprecations, dont ils s'aydent en la guarison, non seulement de ceste cy, mais aussi d'une infinité d'autres. Comme si Dieu prenoit plaisir à tourmenter les hommes et à les faire courir ça et là, pour cercher ce que dés le commencement du monde il leur bailla en leur puissance, et penser aussi qu'il ait assubjecti son pouvoir à quelques parolles particulieres, luy qui est infini en touts lieux et qui a posé le monde dans l'infinité de son vouloir, par lequel il a voulu borner noz affections, à celle fin que nous ne pensassions que sa puissance fust attachée en quelque endroict. Les hommes donc detracquez de ceste voye, ont laissé les naturels moyens et vertus divines que Dieu a mises aux herbes et sont entrez dans la spacieuse campagne de leurs sottes intentions et volontés effrenées, là où estants desbridez par l'avarice de ceux qui y pensent avoir proufit, ils se sont jectez dans les fillets des esprits malings qui les attendent au passage. Car il ne faut point doubter que puis qu'ils abandonnent, sans exemple et tesmoignage suffisant, ceste reigle universellement establie, pour se forger à l'appetit des nouveaux medecins ; il ne faut point doubter, dis-je, que les malings esprits ne se soyent mis en peine de les y tenir, leur donnant, ainsi qu'on dict, entre deux vertes une meure. Ils se sont fiez par ce moyen en la vertu des paroles et characteres, ainsi que les sorciers et sont venuz jusques à dire qu'ils ne se soucient qui les guerisse et fut-ce le Diable. Qui est un proverbe aussi peu ressentant son Chrestien que bien peu est asseurée la guerison qui s'en ensuit. Je ne dis point cecy sans en avoir veu une infinité d'exemples, et sans premierement estre fondé sur la parolle de Dieu, par laquelle nous avons appris que nonobstant la belle apparence que les choses ayent, si n'y faut il adjouster foy si nous les voyons pervertir l'ordre que Dieu a estably entre les hommes, ou estre contraires à la parolle qu'il nous a laissée. Toutefois ceste dispute appartient plustost aux Theologiens qu'aux mede-[171] cins, lesquels pourtant establiz de Dieu, ont trouvé les remedes qu'il luy a pleu leur manifester encontre ce mal, non un remede pris d'alieurs que de sa main, voire de sa bouche, par laquelle dés le premier jour qu'il feit les herbes, il leur donna la puissance de multiplier en leur graine, laquelle d'an en an a donné la mesme vertu qu'elles avoyent, à toutes celles qui depuis sont venues, et qui d'orenavant accroistront jusques à la consommation du monde.

Nous ne nous arresterons donques à ces enchantements si mal fondez, pour laisser les remedes par lesquels une infinité de malades ont esté garentis devant que telles superstitions fussent mises en avant au grand contennement de Dieu et dommage de la republique. Mais avant que passer plus outre je parleray un peu des plus communs moyens desquels ces abuseurs de peuple s'aydent ordinairement en quelques endroits. Car ils n'ont pas esté du tout si lourdaux qu'ils ne se soyent aydés de remedes propres à [c]este maladie. Les uns font une certaine composition de pain, dedans laquelle ils mettent quelques contrepoisons propres et en font manger un long temps ; les autres donnent de l'eau à boire ; les autres des bruvages composez ; les autres appliquent des fers chauds qui sont fort convenables, comme nous dirons cy apres ; les autres les font baigner, et usent des mesmes remedes, desquels les medecins ont accoustumé d'user et lesquels toutefois ils deguisent de characteres, de ceremonies, de parolles non entendibles et d'une infinité d'autres bouffonneries qui rendent quelque admiration aux pauvres ignorants, et qui les entretiennent en leur fausse opinion. Je pourrois alleguer une infinité de telles impietés dont quelques uns s'aydent en la guerison des fievres et autres maladies, comme de versets et sentences rompues de la saincte escripture, des suspensions au col, et toutes les sorcelleries que Fernel a ramassé en son livre des causes cachées, si je ne pensois trop ennuyer le lecteur. Parquoy je viendray à la guerison, laquelle se doibt poursuivre tout le plustost qu'il sera possible [172] tant par medicaments appliquez sur la playe que ceux que lon doibt prendre par la bouche. Premierement donques si la playe est grande, il la faudra laisser saigner le plus long temps qu'il sera possible, à celle fin qu'une partie du venin sorte avecque le sang, et là où elle ne sera assez grande, ou bien que seulement il y ait eu de l'escume, il faudra scarifier la partie en rond, et appliquer des ventoses ; puis apres mettre un cautere actuel et faire cheoir la crouste le plustost que faire se pourra, puis entretenir la playe ouverte jusques à tant que les quarante jours seront expirez, voire davantage s'il est possible. Ce temps pendant il faudra appliquer des medicaments propres pour irriter la playe, comme des ails, des oingnons broyez, et de la poudre de Mercure. Par ce moyen la plaie sera tousjours ouverte et le venin s'evacuera tousjours de plus en plus, si lon adjouste des remedes plus particuliers à ceste maladie, comme l'emplastre que Galen compose selon l'ordonnance de Menippe et ses maistres Aeschiron et Pelops : elle est faicte d'une livre de bonne poix de Calabre, trois unces ou quatre d'Opopanax et d'une livre, huict onces de vinaigre. Il monstre la manière de faire au livre Des contrepoisons chapitre septante quatriesme, dont lon pourra retirer plusieurs proufitables receptes pour ceste mesme intention. Lon pourra aussi appliquer de la Theriaque, ou de bon Mitridad dissout avec de l'huile rosat, et beaucoup d'autres emplastres et unguents, lesquels ont esté ordonnez par les bons autheurs anciens, et qui seront retirez par le medecin diligent, comme de Dioscoride, Galen, Oribase, Aesse, Paul Æginete, Pline, Avicenne et autres. Le plus excellent remede qui se baille par la bouche est escript par Galen apres l'ordonnance d'Asinie en ceste manière. Prenez dix dragmes de cendre de Cancres bruslés, sept dragmes de gentianne et une dragme d'encens, et en donnez trois dragmes touts les jours avecque de l'eau par l'espace de quarante jours. Dioscoride en faict un qui n'est gueres different de cestuy-cy. Il commande de faire brusler des Cancres avecques du serment de vigne [173] blanche pour en garder la cendre bien deliée avecque de la racine de gentianne bien fort batue et passée. Puis quand lon en aura à faire, il veut que lon prenne trois dragmes de cendre de Cancre et une dragme et demye de poudre de gentianne, en six onces ou six onces et demie de bon vin pur ; ce qu'il veut que lon continue par quatre jours, et là où il adviendra qu'il y ait desja trois ou quatre jours que le mal soit commencé, il veut que lon double ou triple le poix susdict ; et dict que ce seul remede est suffisant. Ce remede entre plusieurs autres a esté escript en vers par Damocrate, lesquels sont alleguez par Galen au livre des Contrepoisons. L'Ozeille appliquée sur le mal et le bouillon d'icelle pris par la bouche, est de grande vertu, comme escript Aesse, disant qu'il a congneu un vieillard, lequel n'usoit d'autre remede que de cestuy-cy. Qui en voudra veoir davantage, celuy le pourra en Aesse ; toutefois ces remedes sont fort faciles et se peuvent recouvrer ordinairement sans se travailler, ainsi que lon a accoustumé de faire sans occasion et encore moins sans raison. Il y en a encores d'autres desquels on pourra user, comme du foye d'un chien enragé mis en cendre et du sang du chien pris par la bouche ce pendant qu'on usera des autres remedes en tout et par tout suffisants, car ces derniers-cy sont un peu douteux à ceux qui s'y veulent fier du tout. Il faudra en ces entrefaictes ordonner de la manière de vivre et des choses qui semblent estre generalles. Il faudra donques nourrir le malade de viandes de bon suc, lesquelles soyent plustost humides que seiches, luy tenir tousjours le ventre lasche, et luy faire user de racines ouvrantes qui ont la vertu de faire uriner. Si lon voit que rien n'empesche et que le corps soit fort sanguin, il sera bon de tirer du sang. Au reste s'il est possible, il faut tant faire qu'il ne voye point ce qu'il buvra, ne ce qu'il mangera. Voila les choses qui sont necessaires pour ceste maladie. Il sera facile de se gouverner au demourant par l'advis du bon medecin, sans lequel il ne faudra se hazarder à faire chose dont il puisse venir inconvenient.

[174] La morsure du chien non enragé est aucunement venimeuse, pourautant qu'elle est plus douloreuse et difficile à guerir qu'une playe simplement faicte ; toutefois elle n'est mortelle. On y remedie avecque un cataplasme faict de noix, d'oingnon, de miel et de sel cuits ensemble, et pêtris avec de la farine de fourment ou d'orobe. Il faudra toutefois premierement estuver la playe avecque du vinaigre et du nitre, et mettre une esponge dessus, laquelle soit mouillée en vinaigre. Ce remede est bon aussi contre la morsure de l'homme, laquelle on dict avoir une pareille malineté, comme aussi ont le Cheval, le Mulet, l'Asne, le Regnard, le Loup, le Chameau, le Singe, le Chat, le Rat et la Belette. Bref, il ne faut doubter que la morsure des animaux ne soit plus douloreuse et difficile à guerir que les playes ordinaires. Ce qui advient à raison de la salive, laquelle induict une mauvaise qualité en la partie blessée. Telle est l'opinion de ceux qui en ont escript ; toutefois la salive de l'homme appliquée sur les ulceres, ne les rend point plus difficiles, mais au contraire elle les seiche plustost, et a davantage une certaine proprieté de guerir ceux où lon se doubte qu'il y a quelque venin, ce que j'ay souventefois experimenté et trouvé estre vray. Galen l'a monstré au chapitre qu'il en a faict au livre des Simples. Parquoy il me semble que la douleur et difficulté de la guerison de la morsure de l'homme, vient en tout et par tout à cause de la meurtrisseure qui se faict au moyen des dents qui sont espesses, lesquelles ne peuvent entrer en la chair sinon en escachant. Ainsi voyons nous les coups orbes et les playes faictes avecque des pierres et des bastons, estre plus douloureux et difficiles à guerir que celles qui ont esté ouvertes avecques des glaives trenchants et poingnants. Quant est des autres animaux, je penserois bien qu'ils auroient en leur salive quelque chose contraire à nostre nature, par laquelle les morsures se rendent plus douloureuses et rebelles aux remedes, ce que non seulement nous appercevons en icelles, mais aussi aux esgratigneures de ceux qui ont les ongles aiguz, comme les chatz et autres, [175] lesquels laissent une douleur avecque une rougeur en la playe qu'ils esgratignent.

GLOSSAIRE

Quitte à faire double emploi, les termes médicaux d'ordre général ont été repris dans ce glossaire afin de faciliter la lecture.

abusé [58] : trompé.
accointer (s') [7] : avoir une laison avec, entrer en relation avec.
accoustrer [10] : arranger.
allier [91] : sorte de filet
ancien (n. m., région.) [31] : laïc associé à la direction de la paroisse dans l'église luthérienne.
annoter [41] : faire une remarque sur un livre.
aposeme (n. m.) [84], [85] : décoction.
appareiller [56] : préparer.
appert [90] : évident, connu, manifeste.
appetisser [2] : rapetisser, diminuer.
apprehender [29] : craindre.
apprentif [32] : qui apprend un métier.
arrassement (de arrasser = se dresser, se relever) [34] : agitation.
assaillir (prés. assaut) [21], [25], [32] : attaquer.
asseurer [15], [16], [20], etc. : affirmer.
attirer [53] : faire sortir.
attractifs [51], [52] : ou attirants, se dit des médicaments dont la vertu est d'attirer au dehors.
aucuns (d') [24], [49], [52], etc. : quelques-uns.
aulx [49], [52], [54], etc. : ail
avelane, avellane [48], [54], [60], etc. : noisette domestique ou des prés ; (rég.) unité de mesure.

badaire (n. m., région.) [10], [16], [17] : tenancier d'une étuve, barbier, chirurgien.
bagner [28] : prendre un bain.
bailler [4], [42] : livrer ; [15], [48], [61], etc. : donner
bassin (région.) [18] : casserole de cuivre munie d'un long manche.
belose (région.) [28] : prune.
bestial (n. m.) [1], [2], [21], etc. : bêtes, animaux.
billebouquet [90] : bilboquet.
bolus [68] : sorte de médicament.
bondir [31] : faire du bruit (estomac).
boucher (la fenêtre) [14] : fermer.
brase [86] : braise.
broüet [26] : ragoût.
bruict [34] : rumeur.

camper (se) [89] : établir un camp pour se loger.
cataplasme [52], [53], [54], etc. : préparation médicamenteuse étalée entre deux linges s'appliquant généralement chaude sur la partie du corps à traiter.
catholicon [84], [87] : électuaire purgatif à base de sené ou de rhubarbe.
caustique [51] : se dit d'un médicament à substance âcre et corrosive.
cheminer [12] : se déplacer à pied.
cheoir (fut. cherrer) [6] : tomber.
cherpie [54] : bandelettes, pansement.
clystere [71], [83], [84] : ablution ou lavement administré par injection.

cœur (région.) [30] : estomac.
comment [5vo] : comme.
conciter [3] : provoquer, exciter.
concoction [85] : digestion.
conserve [23] : confiture.
conserver [26], [61], [62], etc. : protéger.
contenter [13] : donner satisfaction.
contre [18], [22], [36], etc. : vers.
contregarder (se) [77], [88] : se préserver, veiller sur soi-même, se ménager.
contristée [31] : attristée.
cornet [89] : instrument de musique.
creu (région.) [83] : son.
crever [23] : faire périr.
curer [11], [44], [80], etc. : soigner.

darder [34] : lancer une arme de jet (javelot).
debile [18] : défaillant.
défensif (n. m) [57] : le médicament protecteur.
defferir [2] : frapper.
dés, dès [10], [16], [18] etc. : à partir de, depuis.
deschasser [21], [25], [27], etc. : chasser.
desenterrer [37] : déterrer.
dés quand [30] : depuis quand.
desrompre [4] : mettre en pièces.
detersifs [55] : se dit des médicaments servant à purifier.
devant [73] : d'abord.
devant que + inf. [16], [18] : avant.
dextre [55] : droite.
dignes [7] : mériter (sens défavorable).
diligence (en) [50] : avec soin.
dismeur [35] : ceux qui sont chargés de prélever la dîme.
dissolutions [7] : dépravation.
dragme [51], etc. : unité de poids correspondant à 3 scrupules ou environ 3.3 gr.
ducat [66] : pièce de monnaie d'argent ou d'or valant approximativement deux écus.

embastonnez [40] : armés de bâtons.
empestrer [27] : mettre des entraves, attacher.
emplastre [28], [30], [51], etc. : préparation médicamenteuse consistante et gluante se ramollissant à la chaleur pour adhérer aux parties du corps à traiter.
endommager (qq'un) [1], [15], [17], etc. : faire du mal à.
enferrer [34] : percer d'un fer.
engarder [28], [59] : empêcher, faire obstacle à.
engressée [51] : graissée.
entamer [16], [50] : abîmer.
entretenue [12], [76], [84] : maintenue, laissée.
epithymum [69], epithyme [83], [85], [87] : médicament topique de consistance molle et dépourvu de corps gras.
esbrouer [89] : picquer, stimuler.
escarrotique [50] : se dit d'un médicament produisant croûtes et escarres.
eschinne (de bois) (région.) [17] : grosse bûche, échine de bois.
eschole [27] : école.
eslourdie [30] : alourdie.
espancher [13], [31] : verser, répandre.
espicerieres [74] : épices, substances aromatiques.
espieu [18], [25], [32], etc. : bâton garni de fer par le bout ou lance employée à la chasse.
estonnez [18], [34] : frappés de stupeur.
estricque (mettre en l') [89] : mettre en laisse.
estuver [28], [30], [50], etc. : baigner, laver.
expedient [50] : convenable, commode, avantageux.
extirper [41], [46], [88] : éliminer.

ferrée [76] : ferrugineuse (eau).
finage [21] : territoire, contrée.

fin(s) [8], [35] : limite(s), confin(s).
foulez [34] : épuisés.
fourcheron (n. m) [90] : dent d'une fourche.
fourment [52] : froment.
froissure [84] : abats de certains animaux.

garantir de (se) [11] : se mettre à l'abri de, se protéger de.
gaster, [5vo], [3] [7], gatter [29] : détruire.
gelines [48], [60] : poules.
gent [3] : race, lignage.
gouverner [71], [80] : soigner.
gréve [22] : jambe (peut-être tibia).
griefve [3] : accablante, douloureuse.

hachotte (région.) [20] : diminutif de hache.
hanter [80], [88] : fréquenter.
hiere [29], [30] : terme utilisé pour désigner différentes compositions médicales dans la pharmacopée grecque.
huis [27] : porte.
hydromel [64] : breuvage d'eau et de miel.
hydrophobie [1], etc. : peur de l'eau.

iceluy [16], [17], [18] : celui-ci.
incontinent [28], [35], [37], etc. : aussitôt, tout de suite.
industrie [88] : habileté, savoir-faire.
infametez [5] : infamies, ignominies.
inobedient [4] : désobéissant, insoumis.

julep [76] : sirop rafraîchissant et apéritif; potion à base d'eau et de sucre aromatisée et servant de véhicule à divers médicaments.

laquay [40] : valet.
lassée [27] : fatiguée.
lassiere (n. f.) [88], [89], [90], etc. : lacet, filet.
levier [35] : palanche.
lexive [49], [82] : eau chargée de carbonate de potasse servant à nettoyer les plaies.
liëur (n. f.) [49] : ligature.
limon [76] : semblable au citron mais plus aigre.
liquets (de porte) [13] : sans doute loquet, verrou de porte.
livre (n. f.) [57], [59], [67], etc. : poids correspondant à 12 onces.
lopin (région.) [23] : morceau, lopin.
los [6vo] : gloire.
lutter [68] : sans doute agiter ; secouer.

mander (une histoire) [9] : raconter ; [72] : envoyer quérir.
manie [6vo] : folie, fureur, égarement de l'esprit.
margouillet [90] : sorte d'anneau en bois où l'on passe un cordage.
mastins [89] : gros chiens.
maugré [71] : malgré.
medicamenter [8], etc. : soigner.
monniere (région.) [27] : meunière.
murot (région.) [35] : mur sans valeur diminutive.

noisille [66] : noisette.
nonobstant que [9], etc. : quoique.
nuisantes [5], [6], [39] : nuisibles.

obvier à [1] : s'opposer à.
once [51], etc. : unité de poids correspondant à 8 dragmes ou 25.5 gr.

paillarde [7] : femme débauchée.
parcreüe [11] : arrivée à complète croissance.
partant [21] : par conséquent.
partir [51] : partager, couper.
partir de (se) [4] : se séparer de.
penser [28] : panser.
pertuis [32] : ouverture.
pestilence [2], [5] : malheur, misère.
pippe [55] : sorte de grand récipient de bois.

plumaceaux [68] : charpies, bandelettes.
poinctures [62] : pîqures.
poirier de moisson [34] : arbre fruitier qui donne la poire de moisson (*pira lardina*)
porreaux [54], [74] : poireaux.
pource que + ind. [4], etc. : parce que.
pourtant [4], [7] : pour cette raison, par conséquent.
presse [35] : palanche.
presure [60], [70] : substance secrétée par l'estomac des mammifères jeunes.
pugile [85] : unité de mesure, pincée ou ce qui tient entre deux doigts.
purgée (région.) [34] : fruits qui tombent spontanément des arbres.
puron (région.) [86], [87] : petit-lait épuré.

quartiers [2vo], [1], [7], etc. : régions.

ragée, ragie (région.) [8], [36] : haie vive, fourré.
raiseaux [88], [89], [90] : filets.
ravir [7] : enlever de force.
rechercher [27] : examiner.
recourir (recourre) [5vo] [21] : accourir pour aider, sauver.
regorger [18] : vomir.
rejetter (se) [25] : se jetter à nouveau, en retour.
relevée (à la) [34] : action de se lever.
remonstrances [14] : exhortations.
replet [84] : rempli, plein de.
repletion [73] : action de remplir.
retraint [83] : contracté.
rets (n. f. pl.) [88], [89], [90], etc. : filet, réseau.
revisiter [27] : examiner.

sanie [87] : matière purulente plus ou moins mêlée de sang.
saouler [7] : rassasier, satisfaire.
sauveté (à) [34] : à l'abri, hors de danger.
scrupule [51], [62], [63], etc. : unité de poids correspondant à 20 grains ou 1gr.
seille [26] : cruche.
semblant (faire s. de) [10] : paraître.
sextier [59] : mesure de capacité pour les liquides, qui correspondait approx. à un quart de litre.
sommitez [85] : extrémités, bouts, pointes d'une plante ou d'une tige.
soubçon (par) [2] : par surprise.
subtilement [54] : finement, délicatement.
sucre rouge [84] : sucre commun, utilisé pour ses propriétés adoucissantes.
surrattendre [8] : persister dans son attente.
sus [90] : dessus.

temple [28] : tempe.
tirer [10], [18], [33] : aller vers, se diriger.
topique [59] : se dit d'un médicament que l'on applique sur une partie déterminée du corps.
tourmenter (se) [15], [16], [27] : s'agiter.
trempé [75] : mêlé d'eau.
tressauter [10] : tressaillir.
trezeaux [62] : unité de poids représentant une fraction de l'once.
trompe [89] : trompe de chasse (instrument de musique).

unguent [52], [64] : médicament topique mou et pâteux de substance grasse ou résineuse.

vaisseau [71], [87] : récipient.
vaporeux [6vo] : qui a l'apparence de la vapeur.
vauge (region. ?) [33] : serpe.
veautrer (se) [14] : se jeter par terre en se roulant ; se tourner et retourner.
venenosité [56], [80], [82] : toxicité.
ventouse [50], [54], [58], etc. : petit récipient en verre appliqué sur la peau après qu'on y a raréfié l'air, pour provoquer une révulsion.
vernis [51] : sans doute un type d'emplâtre.

vesicatoires [70] : se dit des onguents, cataplasmes ou emplâtres servant à attirer les mauvaises humeurs au dehors.

ves(s)ies [24] [51] : ulcères.

vespre [9], [15] : le soir, avant la tombée de la nuit.

viande [3] : nourriture.

vives (n. m.) [27] : entrailles ; (adj.) [51] : vivantes.

vulneraire [57] : qui se rapporte à une blessure, une plaie.

PHARMACOPÉE

agaric [69], [70] : genre de champignon de la famille des basidiomycètes à la racine amère et astringente.

agnus castus [60] : arbuste aux feuilles étroites aujourd'hui appelé arbre au poivre ou gattilier.

agrimoine [61] : plante appartenant à la famille des rosacées répandue dans les prés et les bois, utilisée en médecine pour ses propriétés astringentes et toniques.

aigyptiacum [28], *egyptiacum* [30], [32], [50] : onguent à base de miel et de vinaigre dans lequel est dissous de l'acétate de cuivre (ou verdet) et qui sert à ôter la pourriture.

anagalis, anagallis [12], [18], [22], etc. : plante herbacée à fleurs rouges et bleues aussi appelée mouron.

angelique [30], [52], [53], etc. : plante vivace aromatique de la famille des ombellifères utilisée pour ses propriétés excitantes.

antimoine [71] : minéral approchant du métallique utilisé pour ses qualités desséchantes, astringentes et émétiques.

aperitif [74] : se dit d'un médicament qui ouvre les voies d'élimination.

aristolochiae longae [37], aristoloche [65], [86], [87] : dite aussi sarrasine, herbe ligneuse grimpante à larges feuilles et à grandes fleurs irrégulières et dont le rhizome possède des propriétés emménagogues, abortives, détersives et cicatrisantes.

armoise [69] : plante herbacée de la famille des composées à variétés aromatiques auxquelles appartiennent l'absinthe et l'estragon.

asphoddorum [57] : probablement l'asphodèle, plante vivace aux grandes fleurs blanches et roses de la famille des liliacées.

assa fœtida [54], assæ fœtidæ [56], [57] : résine séchée extraite du rhizome des plantes *ferula*.

attractif [51], [52] : ou attirant, se dit d'un médicament dont la vertu est d'attirer au dehors.

avellane, avelane [48], [54], [60], etc. : noisette domestique ou des prés.

bdellium [86] : gomme résine provenant du balsamier et servant à composer des émollients.

betoine [54], [85], [86] : plante herbacée à fleurs mauves de la famille des lamiacées utilisée pour traiter les troubles digestifs et les plaies.

bitumen judaique [60] : le bitume de Judée ; matière solide, cassante et noire utilisée pour ses vertus fortifiantes, antiseptiques, nettoyantes et cicatrisantes.

bolus [68] : sorte de médicament.

bourasche [75], bourache [84] : plante herbacée à grandes fleurs bleues et aux propriétés sudorifiques.

branque ursine [83] : plante herbacée aux propriétés émollientes de la famille des apiacées.

bryone [53], *bryonia* [62], *bryoniæ* [57] : dite aussi « couleuvrée » ; plante herbacée de la famille des cucurbitacées.

buglosse [23], [63], [68], etc., buglose [75] : variété de bourache.

calamente [53], *calaminthae* [56], calament [61] : plante vivace de la famille des *laminceae*, utilisée pour ses propriétés échauffantes, desséchantes, détergentes et sudorifiques.

camomille [50], [59], [83] : plante herbacée de la famille des astéracées. Il existe trois espèces médicinales aux propriétés toniques, digestives et carminatives : la camomille romaine, la camomille sauvage (ou petite) et la grande camomille.

cantaride [72] : insecte coléoptère de couleur verte de la famille des méloïdés, utilisé pour ses propriétés vésicatoires et diurétiques.

casse [68] : fruit du cassier aux propriétés desséchantes, échauffantes et astringentes.

castorium [60] : sécrétion huileuse et odorante produite par les glandes péricloacales du castor et servant à de multiples usages à cause de ses propriétés desséchantes et échauffantes.

cataplasme [52], [53], [54], etc. : préparation médicamenteuse étalée entre deux linges s'appliquant généralement chaude sur la partie du corps à traiter.

catholicon [84], [87] : électuaire purgatif à base de sené ou de rhubarbe.

caustique [51] : se dit d'un médicament à substance âcre et corrosive.

centoire [54], petite centoire [61], [69] : probablement centaurée, plante de la famille des astéracées, proche du chardon.

cera [57] ou cire [51], [56], [59], etc. : substance jaunâtre et molle sécrétée par les abeilles. Sa texture épaisse et rendant les tissus imperméables était prisée pour la confection des emplâtres.

cerase [59] : sans doute ceruse ; plomb raréfié, à demi dissous par la vapeur du vinaigre et réduit en une matière très blanche.

chardon benit [61], [62], [85] : plante annuelle à feuilles épineuses, de la famille des astéracées.

cichorée [68], [75] : chicorée, utilisée en pharmacie comme laxatif léger.

clystere [71], [83], [84] : ablution ou lavement administré par injection.

confect. d'Inde [68] : *indum maius*, électuaire purgatif à base de turbith.

confection hamech [68], [69], [84], etc. : remède purgatif de la famille des électuaires à base de prunes, d'agaric et d'absynthe. Son nom proviendrait de son inventeur, le médecin arabe Hamech.

couleuvrée [53], [62] : voir bryone.

cyclamen [54] : plante vivace tuberculeuse de la famille des primulacées.

detersifs [55] : se dit des médicaments servant à purifier.

diapalma ou *diacalcitis* [87] : emplâtre de diapalme à base de vitriol calciné servant à fermer et cicatriser les plaies et ulcères. La recette provient de Galien, *Le Cinquieme Livre de la therapeutique*, trad. J. Canappe, Lyon, 1539, p. 111.

diatessaron [59] : therne, variété de thériaque destinée aux plus pauvres de par sa formule réduite à cinq aromates.

dictam [53], [62], dictame [65] : plante herbacée vivace de la famille des lamiacées servant d'antipoison.

doronique [63] : plante dicotylédone de la famille des composées-sénécionidées trouvée dans les montagnes d'Europe et dont la racine était destinée à divers usages théapeutiques.

eau de mer [84], eau marine [55], [56] : le sel qu'elle contient la rend détersive et astringente.
eau de scabieuse [62] : voir scabieuse.
eau rose [76] : eau de rose.
ellebore [69], [72] : plante de la famille des renonculacées ayant des propriétés purgatives et émétiques autrefois employée pour soigner la folie.
emplastre [28], [30], [51], etc. : préparation médicamenteuse consistante et gluante se ramollissant à la chaleur pour adhérer aux parties du corps à traiter.
enula [61] : probablement grande aunée, plante vivace aux grandes fleurs jaunes de la famille des *asteraceae.*
epithymum [69], epithyme [83], [85], [87] : médicament topique de consistance molle et dépourvu de corps gras.
escarrotique [50] : se dit d'un médicament produisant croûtes et escarres.
esula [70] : esule, variété d'euphorbe.
euforbe, euphorbe [51], [54], [56], etc. : plante vivace renfermant un suc laiteux.

flammula [53] : probablement *clematis flammula* ou clématite flamme, plante ligneuse grimpante à fleurs blanches odorantes de la famille des renonculacées.
fleurs communes [85] : la bourache, la buglosse et la violette.
fleurs cordialles [85] : fleurs, en général la bourache, la buglosse, la rose et la violette, servant à une préparation pour le cœur.

fumeterre [62], [68], [69], etc. : plante dicotylédone à feuilles très découpées et à petites fleurs de couleur pourpre, rose ou blanchâtre.

galbani [56], [57] ou *galbanum*, [51], [54], [56], etc. : résine d'arbre issue de la férule gommeuse, plante herbacée vivace de la famille des apiacées, entrant dans la composition de la thériaque et du mithridate.
genciane ou gentiane [51], [53], [56], etc. : plante herbacée à suc amer qui entre dans la composition de la thériaque et du mithridat.
genestre [69] : genêt.
germandere [53] : herbe amère et acerbe, qui a une acrimonie semblable à l'aïl, voir scordion.
glayeul [51] : plante à bulbe aux feuilles longues et pointues et aux grandes fleurs décoratives de la famille des iridées.
glayeul puant ou xiris [51] : glaïeul fétide, plante à bulbe et aux petites fleurs bleu pâle de la famille des iridées.
glotteron [53] : communément appelé bardane, plante herbacée à fleurs groupées, dont les bractées sont munies de crochets.
gommes [56], [57], [67] : matière visqueuse exsudant de certains arbres et notamment de l'acacia (gomme arabique).
grateron [61] : plante accrochante (comme la bardane, le caille-lait, le gaillet, etc.).
guaïac [65] : arbre exotique (Amérique centrale, Antilles) au bois compact et résineux, prescrit comme sudorifique dans le traitement des fièvres et de la syphilis.
guimalve [83] : guimauve, plante herbacée à la tige longue et aux

feuilles petites et cotonneuses de la famille des malvacées.

heras blanc [59] : blanc d'iéra, un électuaire à base d'aloès.
hieble [54] : variété de sureau à tige herbacée.
hiere [29], [30] : terme utilisé pour désigner différentes compositions médicales dans la pharmacopée grecque.
hiere diacelequinthides [29], hiere diacoloquitides [30] : électuaire purgatif à base de coloquinte.
hirundinaire [69] : voir vincetoxicum.
houblon [85] : plante dicotylédone grimpante à tige volubile.
huile [28], [50], [53], etc. : Ambroise Paré en distingue trois catégories : l'huile extraite des fruits et autres oléagineux, l'huile faite à partir de médicaments simples et l'huile réalisée par les alchimistes.
huile de scorpion [53] : médicament résolutif visant à faire évaporer les mauvaises humeurs par transpiration.
huile de sehu [50] : voir sehu.
huile violet [84] : probablement huile violat aux vertus rafraîchissantes et adoucissantes.
hydromel [64] : breuvage d'eau et de miel.
hypericon [57] : hypericum, plante diapétale ayant pour type le millepertuis.
hypolapathum [69] : dite aussi patience d'eau, plante croissant en milieu humide de la famille des polyganacées, une des cinq espèces de lapathum (ou lapathon).

imperatoire [61] : plante à fleurs blanches de la famille des ombellifères.
iris [51], [61], [86] : plante vivace à longue tige et aux grandes fleurs ornementales et odorantes de la famille des iridacées.
iris de Florence [86] : espèce d'iris.

julep [76] : sirop rafraîchissant et apéritif; potion à base d'eau et de sucre aromatisée et servant de véhicule à divers médicaments.

lapathum [85] : autre nom pour patience.
lapis armenius [69] : dite aussi pierre arménienne, de couleur bleu-vert aux vertus purgatives.
laudanum [65] : préparation médicinale à base d'opium.
limon [76] : semblable au citron mais plus aigre.
litharge d'or [57], litharge dorée [59] : oxyde naturel de plomb souvent mêlé à d'autres ingrédients aux propriétés plus actives (détersives et astringentes) pour servir d'excipient.

malve [83] : communément appelée mauve, plante herbacée vivace de la famille des malvacées, dont les fleurs possèdent des propriétés émollientes.
marrubium [50] : plante duveteuse à feuilles opposées crénelées et à fleurs blanches de la famille des labiées.
melilot [83] : plante fourragère à fleurs jaunes et odorantes de la famille des papilionacées.
melisse [59], [60], [83], etc. : plante herbacée à fleurs blanches ou jaunâtres de la famille des labiacées.
mentastri [56] : type de menthe.
mercuriale [83] : plante de la famille des euphorbiacées utilisée comme laxatif.
mirabolans [69] : probablement mirabelles.
mirrhae [57], *myrrhae* [56], myrrhe [59], [62], [86] : myrrhe, gomme résine aromatique exsudant du tronc de l'arbre à myrrhe ou balsamier.

mithridat, mitridat [23], [30], [59] : sorte d'électuaire employé comme contre-poison.

moisson (poirier de) [34] : poire de moisson ou *pira lardina*.

morgeline [18], [60], [66], etc. : plante à petites fleurs et à feuilles pointues de la famille des caryophyllées.

muguet de bois [66] : analogue au muguet, plante herbacée vivace à petites fleurs blanches et odorantes en forme de clochettes de la famille des liliacées.

nitre [51] : nitrate de potassium.

opopanarum [51], *oppopanacis* [56], opopanax, oppopanax [54], [67], [86] : plante dicotylédone, herbacée, vivace et à fleurs jaunes de la famille des ombellifères ; gomme-résine extraite de cette plante.

oxilapatum [50] : type d'oseille.

oxymel [76] : préparation médicinale à base de miel et de vinaigre.

parelle [50], [75] : plante voisine de l'oseille.

patience [85] : autre nom pour parelle et lapathum.

pimprenelle [28], [30], [64] : plante herbacée à fleurs généralement rouges.

piperis [56] : poivre.

plaintain [66] : plante herbacée dont la graine et la racine sont utilisées en pharmacie.

poix noire [54] : matière collante, visqueuse et inflammable à base de résines et de goudrons végétaux.

polypode [85] : fougère vivace de la famille des polypodiacées dont le rhizome est utilisé à des fins médicinales.

potamageton [51] : plante aquatique vivace, herbacée, aux fleurs groupées en épi et dont les feuilles sont en partie flottantes et en partie submergées.

pouliot [53], [56] : plante aromatique du genre des menthes.

pouliot sauvage [56] : nom usuel d'une espèce de menthe ; plante herbacée de la famille des lamiacées.

pulegium [69] : voir pouliot.

raisins de Damas [85] : gros raisins plats rapportés de Syrie.

rosat [86], [87] : médicament laxatif préparé à partir des roses incarnates infusées dans de l'eau.

rose rouge [57] : *rosa rubra* ou rose de Provins.

rue [52], [53], [54], etc. : plante herbacée à fleurs jaunes.

ruptiere [50] : préparation médicamenteuse utilisée pour brûler les tissus et faciliter l'extraction des humeurs.

sagapeni [56], *sagapenum* [86] : gomme-résine produite par l'ombellifère *ferula persica*.

sambucini [57] : sambuc, voir sehu.

sarrasine [51], [53], [86] : voir *aristolochiae longae*.

saumure [53] : préparation liquide dans laquelle on fait fondre une grande quantité de sel.

savon [53] : détersif, caustique et escarotique utilisé dans les cautères à cause de son acrimonie et dans les suppositoires.

scabieuse [53], [62] : plante herbacée à fleurs bleu mauve.

scordion [59], [60], *scordium* [29], [30], [53], etc. : herbe amère et acerbe, qui a une acrimonie semblable à l'ail.

sehu [50], [70] : sureau noir, arbuste à petites fleurs blanches de la famille des chèvrefeuilles et donnant de petits fruits noirs et sphériques.

sené [69], [85] : légumineuse du genre *cassia* (casse) qui produit des gousses.

serapinum [51] : voir *sagapenum.*

spica celtica [54] : plante rhizomateuse de la famille des valérianacées dont la racine entre dans la composition du mithridat et de la thériaque.

spicnard [72] : dit aussi nard indien, plante herbacée dont on tire une sorte d'épice de la racine (le nard indien) qui entre dans la composition du mithridate et de la thériaque.

sublimé de pouldre [50] : dit aussi sublimé corrosif, bichlorure de mercure souvent utilisé dans le traitement de la syphillis.

sucre rouge [84] : sucre commun utilisé pour ses propriétés adoucissantes.

syrop [63], [68], [69], etc. : médicament liquide fait de sucs, d'infusions ou de décoctions de plantes diverses, que l'on fait cuire avec du sucre et parfois du miel.

tapsus barbatus [57] : belladonne, plante vivace de la famille des solanées dont toutes les parties contiennent un poison violent.

terebentine, terebenthine [55], [87] : résine semi-liquide, très odorante, que l'on recueille par gemmage de certains conifères.

thamarise [67] : probablement tamaris, arbrisseau de la région méditerranéenne à petites feuilles et fleurs en épis.

theriac, theriaque [23], [28], [30], etc. : électuaire contenant divers principes actifs dont l'opium.

theriacale de Guydon [85], [86] : peut-être apparentée au baume de Guidon dont fait mention le maître apothicaire Laurent Castellan au début du dix-septième siècle.

topique [59] : se dit d'un médicament que l'on applique sur une partie déterminée du corps.

tormentille [62], [75] : plante herbacée vivace de la famille des rosacées dont les petites fleurs jaunes possèdent des propriétés astringentes et antihémorragiques.

trechisque [72] : dit aussi trochisque, médicament fait de substances sèches pulvérisées et moulées en forme de cônes, servant aux fumigations par combustion.

unguent [52], [64] : médicament topique mou et pâteux de substance grasse ou résineuse.

ventouse [50], [54], [58], etc. : petit récipient en verre appliqué sur la peau après qu'on y a raréfié l'air, pour provoquer une révulsion.

verbeine, verveine [52], [61], [66] : plante dicotylédone à petites fleurs à corolle tubuleuse de la famille des verbénacées.

vernis [51] : médicament topique, ici utilisé pour hâter la cicatrisation.

veronique [66] : plante dicotylédone herbacée ou arbustive de la famille des scrofulariacées, caractérisée par une tige velue et des fleurs bleues, astringente et amère.

vesicatoires [70] : se dit des onguents, cataplasmes ou emplâtres servant à attirer les mauvaises humeurs au dehors.

vincetoxicum [69] : plante herbacée vivace à petites fleurs blanches.

violette [83] : plante herbacée vivace de la famille des *violaceae.*

xiris [51] : glaïeul fétide aux petites fleurs bleu pâle de la famille des iridées.

zedoare [61] : rhizome desséché des plantes de la famille des zingibéracées comprenant l'amome, le curcuma et le zérumbet, aromate excitant.

BIBLIOGRAPHIE

ŒUVRES DE JEAN BAUHIN

Correspondance, Bibliothèque de l'université de Bâle, Bâle.

Historia novi et admirabilis fontis balneique Bollensis in ducatu Wirtembergico ad acidulas Goepingenses…, Montisbelgardi, s. n., 1588. (Bibliothèque de l'Arsenal, Paris, 4-S-2375)

De plantis a divis sanctis ve nomen habentibus… additae sunt Conradi Gesneri…, Basilae, apud C. Uvaldkirch, 1591. (Reprod., Bibliothèque nationale de France, Paris, microfilm, NUMM-93854)

Histoire notable de la rage des loups, advenue l'an M.D.XC…, Montbéliard, Jacques Foillet, 1591. (Bibliothèque nationale de France, Paris, 8-TD85-9)

Memorabilis historia luporum aliquot rabidorum qui circa annum M. D. X. C. apud Mumpelgardum et Beffortum multorum damno. publice grassasi sunt, Montisbelgardi, Jacques Foillet, 1591. (introuvable à ce jour)

De Plantis absynthii nomen habentibus… Tractatus item de absynthiis Claudii Rocardi…, Montisbeligardi, apud J. Foilletum, 1597.

Traicté des animauls, aians aisles, qui nuisent par leurs piqueures ou morsures avec les remedes…, Montbéliard, Jacques Foillet, 1593. (Bibliothèque nationale de France, Paris, 8-TF21-1)

De auxiliis adversus pestem, Montisbelgardi, apud J. Foilletum, 1597.

Kurtzer bericht, Wie man sich mit Göttlicher hülff vor der Pestilentz verhüten vnd bewahren sol… [traduit en allemand par Théobald Noblot], Mümpelgart, Jacques Foillet, 1597. (Bayerische Staatsbibliothek, Münich, 158#Beibd.1)

De lapidibus metallicisque miro naturae artificio in ipsis terrae visceribus figuratis, Montisbelgardi, impensis Ludovici König [Basileae], apud Jacobum Foilletum, 1600. (Bibliothèque nationale de France, Paris, 8-TE163-320)

De Thermis aquisque medicatis Europae praecipuis…, Montisbelgardi, apud Jacobum Foilletum, impensis Ludovici König [Basileae], 1600. (Bibliothèque nationale de France, Paris, 8-TE163-320)

Histoire ou plustost un simple et veritable recit des merveilleux effects qu'une salubre fontaine, située au comté de Montbéliard et seigneurie souveraine du Chastelot .... a produits pour la guerison de plusieurs malades en 1601, Par Jean Bauhin et Pierre Corcol de S. Mauris, Montbéliard, Jacques Foillet, s. d. (Bibliothèque nationale de France, Paris, 8-TE163-1066)

De aquis medicatis nova methodus, Montisbelgardi, apud J. Foillet, 1607-1608. (Bibliothèque nationale de France, Paris, 4-TE163-321)

Historia plantarum universalis, 3 vol., Ebroduni, s. n., 1650-1651 (Bibliothèque nationale de France, Paris, S-740, S-741, S-742)

DICTIONNAIRES ET SITES D'INFORMATION GÉNÉRALE

Atlas linguistique et ethnographique de la Franche-Comté, Paris, Éd. du Centre National de la Recherche Scientifique, 1984.

Dictionary of scientific biography, sous la dir. de Charles Coulston Gillispie et The American Council of Learned Societies, 16 vol., New York, Charles Scribner's Sons, 1970-1980.

Dictionnaire biographique du territoire de Belfort, 2 t., *Société belfortaine d'émulation*, 2001.

Dictionnaire botanique et pharmaceutique, contenant les principales propriétez des minéraux, des végétaux, et des animaux d'usage ; avec les préparations de pharmacie, par Nicolas Alexandre, Paris, Didot, 1751.

Dictionnaire de l'ancien français jusqu'au milieu du XIVe siècle, par A. J. Greimas, Paris, Larousse, 1969.

Dictionnaire des communes du département du Doubs, sous la dir. de Jean Courtieu, 6 vol., Besançon, Éditions Cêtre, 1982.

Dictionnaire des drogues simples et composées : ou dictionnaire d'histoire naturelle médicale, de pharmacologie et de chimie pharmaceutique, par Alphonse, Chevallier, Achille Richard et Jean-Baptiste Antoine Guillemin, 5 vol., Paris, Bechet Jeune, 1827-1829.

Dictionnaire du moyen français, par A. J. Greimas, Paris, Larousse, 2001.

Dictionnaire encyclopédique de la théologie catholique, sous la dir. du Dr Wetzer et du Dr Welte, trad. de l'allemand par I. Goschler, 3e éd., t. 3, Paris, Gaume Frères et J. Duprey, 1870.

Dictionnaire français-latin, des termes de médecine, et de chirurgie : avec leur définition, leur division, et leur étymologie, par Élie Col de Vilars, Paris, chez Delespine, 1759.

Dictionnaire pharmaceutique ou apparat de medecine, pharmacie et chymie, par M. de Meuve, Paris, chez Laurent d'Houry, 1689.

Dictionnaire topographique du département du Haut-Rhin, comprenant les noms de lieux anciens et modernes, par Georges Stoffel, Paris, Imprimerie impériale, 1868.

Dictionnaire universel d'histoire naturelle, par Charles d'Orbigny, Paris, M. Renard, Martinet et Cie, 17 vol., 3e éd., 1867-1872.

Flore forestière française, par Jean-Claude Rameau, Dominique Mansion et G. Dumé, Paris, Institut pour le développement forestier, Direction de l'espace rural et de la forêt ; Nancy, École nationale du génie rural des eaux et forêts, 1989-.

Französisches Etymologisches Wörterbuch (Dictionnaire étymologique du français : une représentation du trésor lexical galloroman), par Walther von Wartburg, Bonn, F. Klopp, 1928-2002.

Glossaire des patois de la Suisse romande, par Ernest Schüle, Genève, Droz, 1988.

Glossaire du patois de Montbéliard, par Charles Contejean, Montbéliard, Société d'émulation, 1982.

Historical Dictionary of the Reformation and Counter-Reformation, par Michael Mullett, Lanham – Toronto – Plymouth, UK, The Scarecrow Press, Inc., 2010.

Les paroisses du Territoire de Belfort, des origines au début du XIXe siècle : dictionnaire de géographie et d'histoire religieuse, par Roland Fiéter et Michel Colney, Besançon, Annales littéraires de l'Université de Besançon, 1993.

L.I.S.A (Lecture et informatisation des sources archivistiques), association prospectant les sources de l'histoire de la Région de Belfort : http://www.lisa90.org/lisa1/work/accueil.html

Nouveau dictionnaire d'histoire naturelle, appliquée aux arts, principalement à l'agriculture et à l'économie rurale et domestique, par Jean-François-Pierre Deterville, 24 vol., Paris, Déterville, 1803-1804.

Répertoire de pharmacie, par M. Bouchardat, Paris, Germer Baillière, 1857-1858.

TLFi : Trésor de la langue francaise informatisé, http://www.atilf.fr/tlfi, ATILF – CNRS & Université de Lorraine.

SOURCES PRIMAIRES

ABANO, Pierre d', *Traicté des venins de Pierre d'Abano dict Conciliateur*, trad. du latin par Lazare Boet, Lyon, Jean Huguetan, 1593.

ACTUARIUS, Joannes, *Methodo Medendi libri sex*, Venitiis, Gualterus Scottus, 1554.

APPIEN, *Guerres civiles, Livre IV*, trad. Danièle Gaillard-Goukowsky, avec une intr. par Paul Goukowsky, Paris, Les Belles Lettres, 2015.

ARISTOTE, *Histoire des animaux*, éd. J. Barthélemy-Saint Hilaire, Paris, Hachette, 1883.

ARNAUD DE VILLENEUVE, *De arte cognoscendi venena cum quis proponitae alicui ministrare*, in *Opera Medica Omnia*, Bâle, Conrad Waldkirch, 1585.

AVICENNE, *Canon medicinae*, trad. Andrea Alpago, 2 t., Venetiis, apud Iuntas Venedig, 1595.

BEAUVOYS DE CHAUVINCOURT, *Discours de la lycantropie, ou de la transmutation des hommes en loups* par le sieur de Beauvoys de Chauvincourt, gentilhomme angevin, Paris, chez Jacques Rezé, 1599.

BOCK, Hieronymus, *De stirpium maximearum, quae in Germania notra nascuntur, usitatis nomenclaturis,... interprete Davide Kybero...*, Argentorati, typ. V. Rihelius, 1552.

BOUTIER, Jean, « Le Grand Tour : une pratique d'éducation des noblesses européennes (XVIe-XVIIIe siècles) », in *Le voyage à l'époque moderne*, Paris, Presses de l'Université de Paris Sorbonne, 2004, p. 7-21.

BRUNSCHWIG, Hieronymus, *Das Buch der Cirurgia* (Strasbourg, Johan Grüninger, 1497), éd. Gustav Klein, München, Druck und Verlag Carl Kuhn, 1911.

CATELANT, Laurent, *Paraphrase sur la pharmacopée ... Ensemble un traicté des eaux distillées qu'un apothicaire doit tenir en sa boutique*, Rouen, chez Martin de la Motte, 1627.

CELSE, VITRUVE, CENSORIN (*Œuvres complètes*) ... avec la traduction en français, sous la dir. de M. Nisard, Paris, Chez Firmin Didot, 1866.

CHALMETEUS, Antonius, *Enchiridion chirurgicum, externorum morborum remedia ... morbi venerei curandi methodus*, Paris, André Wechel, 1560.

CLAMORGAN, Jean de, *La chasse du loup necessaire à la maison rustique*, Paris, par Jacques du Puys, 1574.

DALECHAMP, Jacques, *Cælii Aureliani siccensis, medici vetusti ..., De acutis morbis*, Lyon, Guillaume Rouillé, 1567.

DINOT, Richard, *Adversaria historica*, Basilea, Perna, 1581.

DIOSCORIDE, *Les six livres de Pedacion Dioscoride d'Anazarbe de la matiere medicale*, trad. du lat. en fr. À Lyon, par Balthazar Arnoullet, 1553.

DU BLANC, Guillaume, *Discours de Monseigneur Guillaume le Blanc, évesque de*

Grasse et de Vence, à ses diocésains, touchant l'affliction qu'ils endurent des loups en leurs personnes et des vermisseaus en leurs figuiers en la présente année mil cinq cent nonante-sept, Lyon, J. Favre ; Tournon, C. Michel, 1598.

DUBOIS, Jacques, *La Pharmacopée de Me Jacques Sylvius*, Paris, chez la veuve Rémy Dallainy, 1625.

ÉGINE, Paul d., *Opera*, trad. Ioanne Guinterio Andernaco, Venise, 1554.

ESTIENNE, Charles, *L'Agriculture et Maison rustique*, Paris, Jacques Du Puys, 1572.

ESTIENNE, Henri, *Medicae artis principes, post Hippocratem et Galenum*, Genevae, Huldrichi Fuggeri typographus, 1567.

FALLOPPIO, Gabriele, *Secreti diversi et miracolosi ne' quali si mostra la via facile di risanare tutte le infirmità del corpo humano*, Venetia, appresso Marco di Maria, 1563.

FOUILLOUX, Jacques du, *La Venerie*, Paris, Abel L'Angelier, 1601.

FRACASTOR, Jérôme, *Les trois livres sur la contagion*, trad. Léon Meunier, Paris, Société d'éditions scientifiques, 1893.

GALIEN, *De antidotis libri duo … a Ioanne Giunterio*, Parisiis, apud Simonem Colinaeum, 1535.

GALIEN, *Le Troisiesme Livre de la Therapeutique* (avec le quatrieme, cinquieme, etc.) *ou Methode curatoire*, trad. Jean Canappe, éd. Étienne Dolet, Lyon, par Jean Barbou pour Guillaume de Guelques, 1539.

GALIEN, *Méthode de traitement*, Paris, Gallimard, 2009.

GALIEN, *Œuvres médicales choisies*, t. II, trad. Charles Daremberg, intr. André Pichot, Paris, Gallimard, 1994.

GESNER, Conrad, *Historia Animalium*, liber 1[-3], Tiguri, apud Christoph. Froschouerum, 1551-1558.

GESNER, Conrad, *Vingt lettres à Jean Bauhin fils (1563-1565)*, trad. Augustin Sabot, éd. Claude Longeon, Saint-Étienne, Université de Saint-Étienne, Centre d'études de la Renaissance et de l'âge baroque, 1976.

HIPPOCRATE, *Les lieux dans l'homme*, in *Œuvres complètes*, vol. 6, éd. et trad. Émile Littré, Paris, chez J. B. Baillières, 1849.

JOUAN, Abel, *Recueil et discours du voyage du Roi Charles IX*, À Paris, Pour Jean Bonfons, 1566.

Le grant herbier en francoys : contenant les qualitez, vertus et proprietez des herbes, arbres, gommes, semences, huylles et pierres precieuses : extraict de plusieurs traictez de medecine comme Avicenne, Rasis, Constantin, Isaac, Platine, et Ypocras : selon le commun usaige, Paris, Par Guillaume Nyverd pour Jehan Petit, et pour Michel le Noir, c. 1520.

LEMERY, Nicolas, *Traité universel des drogues simples*, Paris, chez Laurent d'Houry, 3e éd., 1723.

LEMNIUS, Levinus, *Occulta naturae miracula*, Gandavia, ex. officina G. Manilii, 1571.

LUCITANUS, Amatus, *Curationem medicinalium centuriae septem*, Lyon, G. Rouille, 1560.

MATTHIOLE, Pierre André, *Les commentaires de M. Pierre André Matthiole medecin sienois, sur les six livres de Pedacius Dioscoride Anazarbeen de la matiere medicale*, trad. du lat. en fr. par Jean des Moulins, Docteur en Medecine, Lyon, Guillaume Rouillé, 1572.

MERCURIALE, Girolamo, *Hieronymi Mercurialis Variarum in Medicinae Auctoribus, & aliis lectionum*, Basilae, P. Perna, 1576.

OLAUS LE GRAND, *Histoire des Pays Septentrionaus ecrite par Olaus le Grand, Goth, Archeveque d'Upsale, et souverain de Syecie et Gothie*, trad. du lat. en fr. par Christophe Plantin, Paris, chez Martin Le Jeune, 1561.

PARACELSE, Theophraste, *La Grand Chirurgie de Philippe Aureole Theophraste Paracelse, […] traduicte en François par Claude Dariot Medecin à Beaune*, À Lyon, par Antoine de Harsy, 1589.

PARÉ, Ambroise, *Des venins*, in *Œuvres complètes*, éd. J.-F. Malgaigne, 3 vol., Paris, chez J.-B. Baillière, 1841, p. 283-349.

PARÉ, Ambroise, *Œuvres*, Paris, G. Buon, 1585, 4e éd.

PAULMIER, Julien de, *De morbis contagiosis libri septem*, Paris, D. Du Val, 1578.

POLYDORE VERGIL, *Polydore Vergil's English History*, vol. I (the First Eight Books), éd. sir Henry Ellis, Londres, Camden Society, 1846.

RHAZÈS, *Havi seu continens* [contenant de Rhazès], Bibliothèque nationale de France, Paris, Ms Latin 6912.

RICHART, Antoine, *Mémoires sur la ligue dans le Laonnois*, Laon, Société académique de Laon, 1869.

RUFUS D'ÉPHÈSE, *De l'interrogatoire des malades*, in *Œuvres de Rufus d'Éphèse*, trad. du grec par Charles Daremberg, Paris, C. Ruelle, Impr. nationale, 1879, p. 195-218.

SANTES DE ARDOYNIS, *Opus de venenis*, Venise, s. n., 1492.

SCHICKHARDT, Heinrich, *Carte de la principauté de Montbéliard et des seigneuries d'Alsace et de Bourgogne = Landtafel von Mömpelgard und der elsässischen und burgundischen Herrschaften*, sous la dir. de Robert Cuisenier, Montbéliard, Société d'émulation de Montbéliard, 1997.

TARANTA, Valesco de, *Philonium eccellentissimi ac optimis quibusque Practicae Medicinae*, Lyon, chez Scipione de Gabiano, 1535.

VALLERIOLE, François, *Observationum medicinalium*, Lugduni, apud A. Gryphium, 1573.

VARIGNANA, Guglielmo da, *Secreta sublimia ad varios curados morbos verissimis autoritatibus illustrata*, Lyon, Jo. de Cambray, 1526.

VIGO, Giovanni de, *De Vigo en françoys. La practique et cirurgie de excellent docteur en medecine Maistre Jehan de Vigo…*, trad. du lat. en fr. par Nicolas Godin, Paris, Arnoul Langelier, 1542.

VOGTER, Bartholomé, *Ain nutzlich vnnd notwendigs Artzney Buechlin für den gemainen menschen...*, Augspurg, Ulhart, ca 1533.

WIRSUNG, Christof, *Das Heidelberger Artzney-Buch 1568 des Christoph Wirsung : Naturheilkunde in der Frühen Neuzeit*, éd. Ulrike Schofer et Kathrin Pfister, Knittlingen, Bibliotheca Palatina, 2011.

WIRSUNG, Christof, *Occulta naturae miracula*, Gandavia, 1571.

SOURCES SECONDAIRES

BACHOFFNER, Pierre et Théodore Vetter, « BRUNSCHWIG Jérôme († 1534) », *Nouveau dictionnaire de biographie alsacienne*, vol. 5, 1984, p. 393.

BACHOFFNER, Pierre, « Jérôme Brunschwig, chirurgien et apothicaire strasbourgeois, portraituré en 1512 », *Revue d'histoire de la pharmacie*, année 1993, vol. 81, n° 298, p. 269-278.

BARATAY, Éric, « L'excommunication et l'exorcisme des animaux aux XVIIe-XVIIIe siècles, une négociation entre bêtes, fidèles et clergé », *Revue d'histoire ecclésiastique*, 107, n° 1, 2012, p. 223-254.

BOUVARD, André, « Maisons, villages et châteaux à la frontière des comtés de Bourgogne et de Montbéliard vers 1614, d'après une iconographie inédite », in *Villages, maisons et châteaux du Moyen Âge et de la Renaissance en Franche-Comté : comté et duché de Bourgogne, comté de Montbéliard, Jura Suisse (principauté épiscopale de Bâle).* Actes du colloque de Vallerois-le-Bois organisé par Franche-Bourgogne, Groupe de recherches historiques sur le comté de Bourgogne, XIe-XVIIe siècles, Laboratoire chrono-environnement, Université de Franche-Comté, sous la dir. de Laurence Delobette et Paul Delsalle, Vy-lès-Filain, Franche-Bourgogne, ca 2014, p. 43-58.

BUISSON, Ferdinand, Sébastien Castellion, *Sa vie et son œuvre (1515-1563)*, 2 t., Paris, Hachette, 1891-1892.

BURKHARDT, Albert, *Geschichte des medizinischen Fakultät zu Basel*, 1460-1900, Basel, Reinhardt, 1917, p. 95-123.

CABAL, Michel, *Hôpitaux. Corps et âmes*, Paris, Desclée de Brouwer, « Patrimoine vivant », 2001.

CABANÈS, Docteur, *Remèdes d'autrefois*, Paris, À Maloine Éditeur, 1910.

CHAREYRE, Philippe et Raymond A. Mentzer, « Organizing the Churches and Reforming Society », in *A Companion to the Huguenots*, éd. R. S. Mentzer et Bertrand Van Ruymbeke, Leiden, Brill, 2016, p. 17-42.

CHOISEL, Jean-Louis, « Les pommiers au pays de Montbéliard et aux environs.

Jean Bauhin pomologue », *Société d'émulation de Montbéliard*, vol. 107, n° 10, 1984, p. 207-248.

COSTE, Joël, « La rhétorique des *consilia* et consultations », in *La rhétorique médicale à travers les siècles*, études réunies par J. Coste, Danielle Jacquart et Jackie Pigeaud, Genève, Droz, 2012, p. 229-248.

COSTE, Joël, *Les écrits de la souffrance, la consultation médicale en France* (1550-1825), Ceyzérieu, Éditions Champ Vallon, 2014.

COUDERC, Paul, *Le calendrier*, Paris, PUF, « Que sais-je », 1986.

CUISENIER, Robert, « Jehan Bauhin, médecin et botaniste montbéliardais 1541-1612 », *Société d'émulation de Montbéliard*, n° 114, 1991, p. 213-363.

CUISENIER, Robert, « La vie à la cour des princes de Wurtemberg-Montbéliard au XVIe siècle d'après les inventaires du château », *Bulletin et Mémoires de la Société d'émulation de Montbéliard*, vol. 86, n° 113, 1990, p. 43-159.

CUISENIER, Robert, « Les maisons rurales traditionnelles du Pays de Montbéliard », *Société d'émulation de Montbéliard*, n° 116, 1993, p. 23-111.

DEBARD, Jean-Marc, « La Réforme luthérienne et la langue française : le cas de la principauté de Montbéliard », *Bulletin de la Société de l'Histoire du Protestantisme français*, 1er fascicule, 1983, p. 8-10.

DEBARD, Jean-Marc, « Le luthéranisme au pays de Montbéliard. Une Église d'État, difficultés et réalités du XVIe au XVIIIe siècle », *Bulletin de la Société de l'Histoire du Protestantisme français*, n° 130, juillet-août-septembre 1984, p. 345-382.

DILLEMANN, Georges, « La pharmacopée au Moyen Âge. II. Les médicaments », *Revue d'histoire de la pharmacie*, 57e année, n° 200, 1969, p. 235-244.

DUVERNOY, Charles, *Notices sur quelques médecins, naturalistes et agronomes nés ou établis à Montbéliard dès le seizième siècle*, Besançon, Imprimerie de Charles Deis, 1835, p. 1-56.

GODARD, Charles, « Les ordonnances inédites du comte Frédéric (1565-1584) », *Société d'émulation de Montbéliard*, n° 50, 1896, p. 161-304.

GRUDLER, Christophe, « MONTJOIE Jean Claude », in *Dictionnaire biographique du territoire de Belfort*, t. 1, *Société belfortaine d'émulation*, 2001, p. 444-445.

GUNNOE, Charles D., *Thomas Erastus and the Palatinate : A Renaissance Physician in the Second Reformation*, Leiden, Boston, Brill, 2011.

HAAG, Eugène et Émile, *La France protestante, ou Vies des protestants français qui se sont fait un nom dans l'histoire*, 10 t., Paris, Joël Cherbuliez, 1847.

JACQUET, Pierre, « Les botanistes lyonnais du XVIe siècle », *Bulletin mensuel de la Société linnéenne de Lyon*, 65e année, supplément au n° 5, mai 1996, p. 1-70.

JAUMANN, Herbert, *Handbuch Gelehrtenkultur der Frühen Neuzeit*, 2 vol., Berlin – New York, Walter de Gruyter, 2004.

JUNG, Marc-René, *Hercule dans la littérature française du XVIe siècle*, Genève, Droz, 1966.

KIRSCHLEGER, Frédéric, *Flore d'Alsace et des contrées limitrophes*, vol. 2, Strasbourg, chez l'auteur, 1857.

LECLERC, Lucien, *Histoire de la médecine arabe : exposé complet des traductions en grec, les sciences en Orient, leur transmission à l'Occident par les traductions latines*, New York, B. Franklin, 1961.

LECOUTEUX, Claude, *Fées, sorcières et loups-garous au Moyen Âge*, Paris, Imago, 1993.

LEGRÉ, Ludovic, *La botanique en Provence au XVIe siècle, les deux Bauhin, Jean-Henri Cherler et Valerand Dourez*, Marseille, H. Aubertin et G. Rolle, 1904.

LE ROY LADURIE, Emmanuel, *Le siècle des Platter.* Vol. 1, *Le mendiant et le professeur*, Paris, Fayard, 1995.

LE ROY LADURIE, Emmanuel, *Le siècle des Platter.* Vol. 2, *Le voyage de Thomas Platter*, Paris, Fayard, 2000.

Les coutumes de l'Assise et les terriers de 1573 et de 1742, éd. M. ED. Bonvalot, Paris, Auguste Durand, 1866.

LODS, Armand, « Les Actes du Colloque de Montbéliard, 1586 », *Bulletin de la Société de l'Histoire du Protestantisme français*, n° 46, 1897, p. 197-215.

MICHAUD, Louis-Gabriel, *Biographie universelle, ancienne et moderne*, vol. 52, Paris, chez L.-G. Michaud, 1828.

MORICEAU, Jean-Marc, *Histoire du méchant loup. La question des attaques sur l'homme en France XVe-XXe siècle*, Paris, Librairie Arthème Fayard/Pluriel, 2016.

NARDIN, Léon, « Jean Bauhin et ses Observations sur la rage », *Bulletin de la Société belfortaine d'émulation*, n° 12, année 1893, Belfort, Imprimerie du Journal « La Frontière », 1892, p. 122-130.

OGILVIE, Brian W., *The Science of Describing : Natural History in Renaissance Europe*, Chicago, The University of Chicago Press, 2006.

READER, John, *Potato : A History of the Propitious Esculent*, New Haven, Londres, Yale University Press, 2009.

RIBADEAU-DUMAS, Florence, Laurent Dacheux et Hervé Bourhy, « La rage », *Médecine sciences*, 29, n° 1, 25 janvier 2013, p. 47-55.

ROY, Charles, « Us et coutumes de l'ancien pays de Montbéliard et en particulier de ses communes rurales », *Société d'émulation de Montbéliard*, vol. 40, n° 10, 1886, p. 1-461.

SAUER, Paul, *Herzog Friedrich I. von Württemberg 1557-1608. Ungestümer Reformer und weltgewandter Autokrat*, Münich, Deutsche Verlags-Anstalt GmbH, 2003.

SEGRÉ, L., *La botanique en Provence au XVIe siècle, les deux Bauhin, Jean-Henri Cherler et Valerand Dourez*, Marseille, H. Aubertin et G. Rolle, 1904, p. 57-58.

Séjourner au bain : le thermalisme entre médecine et société (XIVe-XVIe siècle), sous la dir. de Didier Boissin et Marilyn Nicoud, Lyon, Presses universitaires de Lyon, 2010.

SIMON, Marcel, *Hercule et le christianisme*, Paris, Les Belles Lettres, 1955.

SIRAISI, Nancy G., *Medieval & Early Renaissance Medicine*, Chicago, The University of Chicago Press, 1990.

SODIGNÉ-COSTES, Geneviève, « Un traité de toxicologie médicale : le *Liber de Venenis* de Pietro d'Abano », *Revue d'histoire de la pharmacie*, vol. 83, nº 305, 1995, p. 125-136.

TELLE, Émile V., « Éloge de Thomas More par Richard Dinot », *Moreana*, 42, 1974, p. 17-20.

THÉODORIDÈS, Jean, *Histoire de la rage. Cave canem*, Paris, Masson, 1986.

THOM, Michel, « Cent phytonymes montbéliardais et franc-comtois de la fin du XVIe siècle, d'après Jean Bauhin », *Travaux de linguistique et de littérature publiés par le centre de philologie et de littérature romane de l'Université de Strasbourg*, nº 12, 1974, p. 117-181.

THOM, Michel, « Quelques régionalismes relevés dans les opuscules montbéliardais de Jean Bauhin », *Vox Romanica*, nº 40, 1981, p. 140-150.

TORNÉRY, Michel de, *Essai sur l'histoire de la rage avant le XIXe siècle*, Paris, Impr. Henri Jouve, 1893.

TRESCH, Père Pirmin, *Histoire de Masevaux : Abbaye et sanctuaires*, trad. de l'all. et annot. par Étienne Martin-Tresch, Collection « Recherches et Documents », Strasbourg, Société savante d'Alsace et des Régions de l'Est, 1987, t. XXXVII.

TUEFFERD, P. E., *Histoire des comtes souverains de Montbéliard d'après les documents authentiques. Suppléments, notes, éclaircissements et documents*, Mémoires de la Société d'émulation de Montbéliard, vol. 11-12, Montbéliard, Imprimerie et Lithographie Henri Barbier, 1877.

TUETEY, Alexandre, *Les Allemands en France et l'invasion du comté de Montbéliard par les Lorrains, 1587-1588*, 2 vol., Paris, Honoré Champion, Montbéliard, E. Barbier, 1883.

VIÉNOT, John, *Histoire de la Réforme dans le pays de Montbéliard depuis ses origines jusqu'à la mort de Pierre Toussain 1524-1573*, Paris, Fischbacher ; Montbéliard, Impr. Montbéliard, 1900.

WICKERSHEIMER, Ernest, « Jean Bauhin et le contrôle des compositions médicinales à Montbéliard », *Revue d'histoire des sciences et de leurs applications*, vol. 5, nº 3, juillet-septembre 1952, p. 238.

WIEDEMANN, Konrad, « Theobald FETTICH of Kaiserlautern », in Peter G. Bietenholz et Thomas Brian Deutscher, *Contemporaries of Erasmus. A Biographical Register of the Renaissance and Reformation*, Toronto, University of Toronto Press, 1985, vol. 2 *F-M*, p. 25-26.

INDEX DES NOMS DES LIEUX

Seuls les villes et villages situés dans la principauté de Montbéliard et sur le territoire de Belfort ont été identifiés. Les lieux qui apparaissent sur la carte d'Heinrich Schickhardt[1] ont été signalés par un astérisque. Les noms apparaissent d'abord tels qu'ils sont orthographiés dans le texte.

1 En 1602, le prince Frédéric 1er commandita au constructeur, architecte et typographe Heinrich Schickhardt (1558-1635) une carte qui fut achevée en 1616. À l'échelle de 1/56000e, la carte du comté de Montbéliard, magnifiquement décorée, a été réalisée à la peinture sur un parchemin (130x115cm). Elle inclut les seigneuries de Blamont, Héricourt, Châtelot et Clémont ainsi que les seigneuries alsaciennes. Selon Robert Cuisenier, les intentions politiques derrière ce travail étaient évidentes. Des couleurs différentes furent en effet utilisées pour distinguer les frontières des seigneuries et peindre les blasons de chaque ville, y compris Montbéliard. La carte originale a disparu dans l'incendie de la Landesbibliothek de Stuttgart en 1944. Il ne reste aujourd'hui que les photos faites par l'archiviste du Doubs Jule Gauthier et plusieurs descriptions et copies partielles du XVIIe au XIXe siècle. La carte a été reconstituée à l'aide de ces divers éléments et publiée à la fin du XXe siècle. Voir Heinrich Schickhardt, *Carte de la principauté de Montbéliard et des seigneuries d'Alsace et de Bourgogne = Landtafel von Mömpelgard und der elsässischen und burgundischen Herrschaften*, sous la dir. de Robert Cuisenier, Montbéliard, Société d'Émulation de Montbéliard, 1997.

INDEX DES NOMS PROPRES

TABLE DES MATIÈRES

IMPRIM'VERT®

Achevé d'imprimer par Corlet Numéric,
Z.A. Charles Tellier, Condé-en-Normandie (Calvados), en janvier 2020
N° d'impression : 163694 - dépôt légal : janvier 2020
Imprimé en France